吃到自然瘦

——天王天后养生顾问的择食之道

邱锦伶 / 著

广西科学技术出版社

著作权合同登记号：桂图登字：20-2012-151号

本书经推守文化创意有限公司授权，同意经由广西科学技术出版社发行中文简体字版本。非经书面同意，不得以任何形式任意重制转载。

图书在版编目（CIP）数据

吃到自然瘦——天王天后养生顾问的择食之道/邱锦伶著．—南宁：广西科学技术出版社，2013.3
ISBN 978-7-80763-862-9

Ⅰ．①吃… Ⅱ．①邱… Ⅲ．①减肥—食物疗法 Ⅳ．①R247.1

中国版本图书馆CIP数据核字（2012）第319474号

CHI DAO ZIRAN SHOU——TIANWANG TIANHOU YANGSHENG GUWEN DE ZESHI ZHI DAO
吃到自然瘦——天王天后养生顾问的择食之道

作　　者：邱锦伶		封面设计：古涧工作室	
责任编辑：聂彩霞　蒋　伟		版式设计：于　是	
责任校对：曾高兴　田　芳		责任印制：陆　弟	

出 版 人：韦鸿学　　　　　　　　　　出版发行：广西科学技术出版社
社　　址：广西南宁市东葛路66号　　　邮政编码：530022
电　　话：010-53202557（北京）　　 0771-5845660（南宁）
传　　真：010-53202554（北京）　　 0771-5878485（南宁）
网　　址：http://www.ygxm.cn　　　　 在线阅读：http://www.ygxm.cn

经　　销：全国各地新华书店
印　　刷：北京华联印刷有限公司　　　邮政编码：100176
地　　址：北京市经济技术开发区东环北路3号
开　　本：710mm×980mm　　 1/16
字　　数：180千字　　　　　　　　　印　　张：12.5
版　　次：2013年3月第1版　　　　　　印　　次：2013年6月第3次印刷
书　　号：ISBN 978-7-80763-862-9/R·222
定　　价：32.00元

天王天后
联手重磅推荐

　　老师教会我如何善待身体，如何认识自己，与身体做朋友，给予自己正面能量。现在老师又把更多更详细的知识放在这本书里头，我也和大家一样再度受惠，也将省去平日我给老师的短信骚扰，问她一堆鸡毛蒜皮的事情或重复的问题。哈哈。

　　因为，一切答案都在书中了！

——蔡依林

　　认识了邱老师不只是让我了解了怎么吃，还让我深入地了解了我自己的身体，自己的身体是骗不了自己的。

　　如果你对自己有更多的理想、更高的梦想，首要条件就是，要好好地聆听自己身体的声音，好好地照顾它，让它可以好好地陪伴着你，健康快乐地一起寻梦去！

——舒淇

　　因为一个机缘巧合找到了邱老师，做了一些关于饮食营养方面的咨询。本以为对饮食之道已有相当了解的我顿时之间进入了一个新的领域。

　　我衷心地希望邱老师的这本书也能帮你开启一扇窗，让你在追求健康感到无助的时候，可以找到希望。

——朱孝天

　　我想告诉你们，这一切是真的管用！但是，没有意志力的人，不要来找邱老师！她很忙的，比我还忙，预约要排队一年！

——柴智屏

好东西就要和好朋友分享

在不同阶段的我总很幸运地可以遇见不同生活方式、想法的朋友，让我学着改变。邱老师就是其中一位！

她教会我如何善待身体，如何认识自己，与身体做朋友，给予自己正面能量。让我在面对繁复的工作之余，还能保持心情愉悦，一切都要归功于她分享给我的"正确面对身体给予的讯息"的智能。于是我知道累了不要逞强，情绪溃堤就不要闷住，学着用婉转的语言，陈述，发泄。她不只是我的养生老师，更是我的心灵导师。

她无私地分享她的知识给我，秉持着"好东西要和好朋友分享"的原则，是驱动我出《养瘦》这本书的最大原因。现在老师又把更多更详细的知识放在这本书里头，我也和大家一样再度受惠，也将省去平日我给老师的短信骚扰，问她一堆鸡毛蒜皮的事情或重复的问题。哈哈。因为一切答案都在书中了！

最后希望大家都朝着健康的身心灵迈进。邱老师我爱你，祝你新书大卖！

Jolin 蔡依林

看完这本书，我完全明白了"病从口入，祸从口出"这句话的"寒意"，是直接让我由心底冷了起来，手臂上的鸡皮怎么搓也消不了，穿了再多衣服也暖不了的"寒"啊！

身为现代人的我们，在紧张的社会大学里，繁忙工作的压力重重地压着我们的肉体，让我们自己都忘记了拼搏的目的是什么，流血流汗的，到底又是为了什么而活，每天睁眼就赶紧梳洗出门，十多个小时后又拖着一个疲惫的肉身返家。来不及想，这样的疲惫，除了造成工作压力之外还有什么吗？

身为人其实就应该要好好过人的生活，将自己的时间好好运用，怎么疏解压力，怎么净化自己，怎么让身体健康，怎么让心里喜乐，其实是一门复杂却又简单的学问。

认识了邱老师不只是让我了解了怎么吃，还让我深入地了解了自己的身体，自己的身体是骗不了自己的。如果你对自己有更多的理想、更高的梦想，首要条件就是，要好好地聆听身体的声音，好好地照顾它，让它可以好好地陪伴着你，健康快乐地一起寻梦去！

舒淇

没有毅力的人不要来找这位养生顾问

我曾经以为自己很会养生，自己买了很多养生书籍，再加上报章媒体报道的信息，建立了一套自我健康哲学，直到这几年身体开始走下坡路，都不明所以地以为，是因为年纪到了的缘故！

后来经人介绍，认识了江湖中传闻的邱老师，才重新建立了一套非常严格的"吃的规矩"，在她恐吓之下开始了与口腹之欲的天人交战！慢慢地，身体开始恢复了元气！

说真的，现在的我，能吃的食物极少，所有的肉类，只有猪肉和羊肉，而且烹调不能超过十五分钟，那想来想去，干脆选择火锅涮肉。所有的奶蛋食品、好吃的甜点蛋糕，一律不得靠近；豆腐豆浆豆花豆芽，有豆就搬离桌面；更不用说我最爱的肉松、香肠、泡菜等加工食品，全部想都别想！

因此，日复一日的肉片、只有六种可吃的水果、大部分蔬菜以及淀粉类，就成了爱吃美食的我，无聊无趣无变化的饮食方式！但我却充满希望，因为，我感觉，自己的身体，一点点，一点点……在恢复体力！这种忍耐与控制挤压出来的血泪交织，真真不是一个曾经爱到处吃美食而感觉快乐的人，可以轻易办得到的呀！

我想我是冲邱老师一句话："食物的选择是你对欲望的控制，如果你的意志能控制你对食物的欲望，你就能控制你自己人生的一切！"我想，我是打算赌一口气和她杠上了！

因此，我想告诉你们，这一切是真的管用！但是，没有意志力的人，不要来找邱老师！她很忙的，比我还忙，预约要排队一年！还得拒绝美食的诱惑！要慎重考虑，否则白花钱，浪费彼此的时间！这样帮邱老师写书序，邱老师别怪我！我是说实话！

知名制作人　柴智屏

为你打开健康之窗

我一直觉得人生就像是一场拼图游戏，拼凑着生老病死，悲欢离合。而在人生旅途中会遇到的人事物往往拥有着最关键的那一块。

对我来说遇见邱老师就是这种情况。自我有记忆以来，日子就是在病与痛中徘徊度过的。从中医看到西医，从排毒疗程到民俗疗法，能试的我都试遍了，身体的状况却还是时好时坏。进入演艺圈后更因为长期处在繁忙的工作与强大的压力下，身心灵都出现了极大的问题。

于是我开始努力锻炼自己，却只是稍有一些作用，身体始终不见好转。就在我心灰意冷，准备要放弃的时候，因为一个机缘巧合找到了邱老师，做了一些关于饮食营养方面的咨询。本以为对饮食之道已有相当了解的我顿时之间进入了一个新的领域。

我衷心地希望邱老师的这本书也能帮你开启一扇窗，让你在追求健康感到无助的时候，可以找到希望。

朱孝天

这不只是一本书，更是一份爱

　　锦伶要出书了！记得在很少的见面次数里，总是催促着她，赶快出书，把好的观念传播出去，多帮帮普罗大众。现在，她在百忙中真的当一回事，恭恭敬敬地认真写书，还把中间的篇章先传给我，请我"指教"，其实是附加让我写一篇序言，哈哈，"始作俑者"不就是我，当然一声不吭地问"何时交稿啊"。

　　看到锦伶的序章时，一向不易掉泪的我，突然心有所感了起来。看到她在职场上的拼搏，忘了自己身体的存在——反思自己——我们对自己的身体真的很坏，一幕一幕就像是我自己的生活写照。

　　就如同那句老话说的："四十岁以前，你折磨你的身体；四十岁以后，就该你的身体折磨你了。"以前老把这句话放在嘴边，但也仅放在嘴边，因为对工作龟毛的我，没做到心里想做的就浑身不舒服，这个好强的个性，直到一天突然站不起来，才警觉到身体真的"不同意"你再这么操劳它了。

　　腰椎间盘突出，大家都说不会好了，最好的情况就是维持现状——在北京医生的巧手＋电疗＋红外线的长时间治疗下，终于可以出门了，但是天气一冷或是又太忙的时候，站起来可能就需要三五分钟，此事一直折磨着我——尤其跟客户约开会的时候，更是觉得丢人，生怕老化的我会让合作方觉得这是一个老化的公司。

有次跟好友蒋先生聊天，他说有一个养生老师很厉害，擅长调理身体，但是你要先准备好，见面时，所有所有的一切都要和盘托出，如果有隐瞒她不会见的。我心里想："这人怎么比我还龟毛，而且似乎很大牌啊。"所以我只留了电话号码就放一边了。

直到春天，我的生日来临，上海春寒料峭，本跟朋友约了去杭州走走，结果我又趴在床上动不了了，不知为何，这时锦伶的名字突然跳到眼前，就想着："老师这么大牌，还是先约时间吧，下次回去真该看了……"结果电话一响，迅速约了回台见面时间，这时候，她突然问我："有什么事情需要我紧急帮你处理吗？"我真的惊讶了！是我声音很痛苦吗。接着她问我答，然后她立刻给了我如何处理的指示，我照做之后，居然马上能站起来去杭州玩了！这件事，坚定地让我一定在壅塞的时间表里排出时间来见锦伶。第一次见面，谈了近七个小时，我相信，她现在是全天下最了解我身体的人了。哈哈。

至此，虽然她才大我两岁，在自己专业的保养下，却有三十岁女人的肌肤，但每次见面我依然恭称她"邱老师"。

锦伶在做case时，除了巨细靡遗地询问你生活的状态，最重要的是，她一定要把你内心深处最不愿意承认，甚至是刻意遗忘的心情挖掘出来，这是一个很难忍的阶段，这时候就清楚明了何谓"所有所有的一切都要和盘托出"。

刚做完咨询时在想：每天吃规定的营养餐，人生还有什么乐趣？尤其像我这种自恃吃不胖的体质，永远用食物来补偿辛苦工作的——但在乖乖吃了锦伶与众不同的食谱之后，其实还蛮好吃的，而且也不用放弃我爱吃的猪脚，真是与众不同的食谱啊。

我的手变温暖了，配合着瑜伽，腰疼也没犯了，排泄也顺畅"漂亮"了……可惜我年纪太大，没机会让锦伶展现她调理女性受孕、怀孕、坐月子的功力，但我看了别的case，不用锦伶说什么，眼见为凭，许多人真的怀了，生了，身材还恢复得极好，只能说相见恨晚哪！哈哈！

总之，锦伶是我的119，不论在哪里，身体有状况就骚扰她，她总会先骂几句我的不是，就开始交代如何处理，现在更好了，要出书了，各位排不上咨询的广大群众，至少可以借由这本书先了解自己的身体，做基本的维护。

期待这本书，可以把锦伶带到大江南北，开讲座课程，让普罗大众有机会接触到好的知识，多爱自己，爱身边的家人、朋友，所以，这不只是一本书，更是一份爱，让我们把爱传播出去。

资深音乐经理人　黄伟菁

Contents
目 录

Chapter 1 游学之前：人生的红灯右转

Chapter 2 游学医理世界

Chapter 3 游学下一站：身心灵的探索之路

Chapter 4 我的养生心得：择食而活

Chapter 5 你一定要知道的原则：吃得饱又瘦得了的方法

Chapter 1

游学之前：人生的红灯右转

Before studying abroad:
turn right at the traffic light of life

医生告诉我："我最怕碰到像你这种病人，意志力太坚强，身体靠着意志力在撑，这种人最容易暴毙。"

1.从天堂到地狱的人生波折

我是波妞吗？在经历手术之后，我看着自己萎缩成如同鸡爪的手，心里纳闷，我是宫崎骏动画卡通里的波妞吗？我要变回原形了吗？

一场大手术改变了我的人生，躺在病床上的我，面对的是面目全非，不听使唤的身体，老天爷不问青红皂白，就在前方设了红灯，不准我再往前走，就好像从此将我的人生切割为"手术前""手术后"。这个Before and After的差别，巨大到我都不相信自己能够走过来。

手术前，我一直满意自己在职场上的表现。我担任饰品公司的设计总监，公司旗下的上下游共有五家卫星工厂，我付出了很大的代价，但多劳多得，对我而言，权力、地位及伴随而来的金钱，代表了我的存在价值，值得我忽略健康、忽略生活去追求。

在我28岁的时候，公司从一家厂扩大到五家厂，我一个人要设计出足以养五家厂的商品，因此很年轻时我就处在"一人之下，众人之上"的位置，老板不在的时候我最大，老板怕我跑，给我作为一个伙计所能有的最高礼遇：不想在公司画设计图？没关系，在家画，交得出来就好；每年去欧洲看秀、充电，私人逛街血拼行程还由公司买单，所以我甘愿每天不睡觉地画图。朋友形容这是用命来换钱，我不能说这完全正确，但也没有什么好置喙的，毕竟满足身外之物的欲望可以填补心灵上的缺乏，借以证明我的存在价值。

10年下来，老天爷开始让我的健康闪黄灯了，但我仍不自知。到了38岁时，身体已经差到一天到晚感冒，一感冒就不容易好；常常觉得自己缺氧，容易疲倦，这些身体状况使得我每天不想做事，只想懒洋洋地躺着，常常失眠，躺在床上三四个小时也睡不着，脑袋停不下来，灵感来了，就半夜爬起来画设计图，人生和工作都已经有了惯性，即便知道是坏习惯也改不掉。已经习惯持续感冒的我，始终觉得感冒只是小病，不需要在意，更何况从小身体就不好，5岁的时候就得过肝炎，一个不健康的身体跟随我近40年，早就习惯了，一点小病小痛就呼天抢地绝对不是我的风格。

2.为爱美而放弃健康

有次感冒回父母家，母亲对我"忍病"的行为实在看不下去，硬把我拖到医院检查。医生一看就直断我贫血很严重，问我是不是动不动就昏倒。我得意地告诉他，这一辈子还没昏倒过，但抽血检查的报告无疑给自己赏了一个耳光，正常人血红素正常范围值是12～15g/dL，我只有4g/dL，一般人数值低于7g/dL通常就会一天到晚昏倒休克了。

"我最怕碰到像你这种病人，意志力太坚强，身体靠着意志力在撑，这种人最容易暴毙。"医师说看了报告，我除了贫血严重外，还是地中海型贫血基因的危险群，加以每个月生理期都大失血，最好去妇科做检查，以防万一。

妇科医生果然发现子宫长了一个大肌瘤，且大如拳头，另外还有两颗大小约3厘米的肌瘤，若不开刀取出，每个月大量失血，长此以往会造成严重的后果，如恶性贫血、心脏衰弱、突发性休克等导致暴毙。

听了医生的分析，我仍"铁齿"地拒绝开刀，而且理由现在想来都好笑："开刀？那我的肚子上不是就会有一条疤，那多丑呀，我不要！"医生面对我因爱美而任性的态度，却展现出无比的耐性，想方设法帮我解决："你放心，我只打4个很小的洞进去把瘤弄碎取出，不会留下太大的疤。"有了医生"不会变丑"的保证，我终于点头答应动手术，但也就是这项手术，让我的人生面临老天爷给的人生红绿灯路口。

打了麻醉药的人，是不会知道究竟手术中发生过什么事情的，我只知道当我醒来时，麻醉前的人生仿佛只是看过的一场电影，电影散场，灯光变亮，我才发现在真实的人生里，右手瘫痪了，我不再是在工作上呼风唤雨，事事都能掌握的女强人，不论我多希望噩梦会醒来，电影会演完，但终究不得不面对这就是我的命运。

医生判断可能造成右手瘫痪的原因是麻醉时间过长，压迫到桡神经，造成右手蜷缩瘫痪，我跟所有的普通人一样，愤怒、质疑、沮丧、悲伤……许多朋友都力劝我控告医院和医生，要求赔偿，因为这很明显是医疗疏失，虽然这一切似乎很值得怨天尤人，但我竟然一点也不想控告任何人。替我动手术的医生向我解释手术时间过长的原因，是因为内视镜手术原本是要用机器捣碎肌瘤后吸出来，但没想到机器运作到一半坏了无法捣碎，医师只能用显微剪刀进去将瘤一点一点剪开来，再一点一点取出，才导致手术时间过长。

子宫肌瘤开刀正常程序通常是两个半小时，我却从下午3点开到晚上8点，整整多花了一倍时间，其实手术前我们都有签同意书，如有重大原因需要改成一般切除术时，他们是可以直接动刀的，主刀医师大可在我肚子上划一刀把瘤取出，可以少费很多时间和力气，但因为手术前我对于爱美的任性要求，使得他顾虑会在肚子上留下我在意的疤痕，宁可采取较费时费事的方法来动手术，我又怎么忍心告他呢？

3. 正念带给我的力量

有此善念浮上心头，让我自己都非常惊讶，我从不认为自己是个容易心软的人，我的性格是严厉的，不容许自己犯错，也不容许别人犯错，甚至可能会为了达到目的而不择手段，当大多数的人都劝我要告医师取得赔偿，我却不想伤害任何人。这突如其来的正念把我自己给吓了一跳，我看着自己瘫痪的右手隐约觉得，老天虽然让我的人生亮起了红灯，却仿佛不知不觉中告诉我该"红灯右转"，或许，我该换个方向走走也说不定。

但复原之初，正念并无法给我任何帮助，我仍恐惧是否永远都会是残废，而一直靠设计工作为生的我，要如何再画出设计图、打样？不要说是画设计图了，就连用手拿筷子进食这么简单的动作都成了问题，未来的人生该怎么走，实在让我茫然不知所措。

没人能保证我的右手能完全复原，于是我同时接受医院安排的电疗复健方式，也去看了中医，中医师也没碰过类似状况，但他把完脉后觉得我的气是瘀滞不通的，全身的循环都有问题，因此建议先一边帮我调身体，一边帮我"通气"，试试看结果会如何，当然和西医相同，他也无法保证能治得好。

中医师建议我三天针灸、三天电疗，在手术后的第十天我就开始中西医并进的方式复健，疗程的头一个月完全没起色，连中医师都一度想放弃，同时还劝我应该告医院争取赔偿，因为每一次针灸都要花费不少钱，医疗保险还不给付，要我评估是否放弃治疗。说实话，我并不期望自己真的能百分之百复原，但起码得尽到努力，抱持着这样的信念，我告诉医生我不想放弃。

在复健的过程里，我体会到人生真是太公平了，我从小就害怕看医生，更别说是打针，而现在因为要针灸，我成天全身插满针，把我人生中本来该打的针一次补足。除此之外，复健师要我在家里练习用右手将一颗颗薏仁，从这个碗里拿到那个碗里，这对于一般人而言很简单的动作，我拿不到几颗就汗如雨下。坐在对面看护的母亲则是泪如雨下，她认为我的人生应该就这样完蛋了。但我却坚持从夹薏仁练习到夹红豆，再从夹红豆练习到夹绿豆，然后把一颗小球放在手心里练习握力，日复一日。

三个月后，我的手毫无预兆地复原了，而且是百分之百地复原，没留下任何后遗症，老天爷好像跟我开了个大玩笑，让我在吃了一顿苦头之后面对重新亮绿灯的人生，只是这回在红绿灯前，我犹豫了，我要回去重操旧业，过以前熟悉的日子，还是停下脚步，多想想，人生还有没有其他的可能。

4. 为爱习医

还来不及考虑是否该重回职场，在我右手痊愈的同时，父亲开始生病，老人家原本就长期排便不顺。有一天开始水肿，整个肚子鼓胀起来疼痛难挨，送医院后医生判断为腹膜炎造成腹部积水，却找不到造成腹膜炎的原因，因此决定先抽水，抽完水后回家，没几天又开始积水，又送医院抽水，从此开始恶性循环。

直到病况恶化并转变成肺积水，医院还是找不到原因，胸腔科权威竟诊断为非开放性的肺结核，导致父亲不断进出医院，抽完水出院，积水再住院，最后转成心脏积水，才从心包膜的积水里验出是肺腺癌。

我后来学了中医才知道，肺和大肠互为表里，心脏跟小肠互为表里，西医检查不到的原因，其实从中医的思路去想就很清楚。父亲从看直肠科到后来看内科、胸腔科、心脏科，最后才验出来根源是肺腺癌，一路折腾，白白错失了最好的治疗机会，一个半月后父亲就走了。

父亲一直最疼我，因为我们父女俩个性最像，在他最后的日子里，我发了疯似的读跟他的病有关的书籍资料，希望能帮父亲做点什么。无奈父亲等不了我，走得太早。父亲临走前还在为我操心，他担心我离开职场太久，担心我没人照顾，未来生计堪忧。就在我为父亲病况担忧，全力攻读医书，却又不得其门而入之际，正好北京同仁堂的台湾总代理即将在台北开店，并在台招人。顿时，老天爷那"红灯右转"的信号灯似乎又亮了起来，学医的念头在我心中蠢蠢欲动。

从小我对中药的气味就有种莫名的喜爱，小时候作文写《我的志愿》时，甚至立志要当中药店的老板娘，若能去中药材界首屈一指的同仁堂工作，或许能为我的学医之路开一扇窗。在投了履历，经历同仁堂三次面试之后，我被顺利录取了。在进入同仁堂后，我从中医基础理论、中医诊断学、中药的药材学、珍贵药材的鉴定等最基础的知识开始学起，正式开始我的中医"游学"之路。

Chapter 2

游学医理世界

Travelling in the medical world

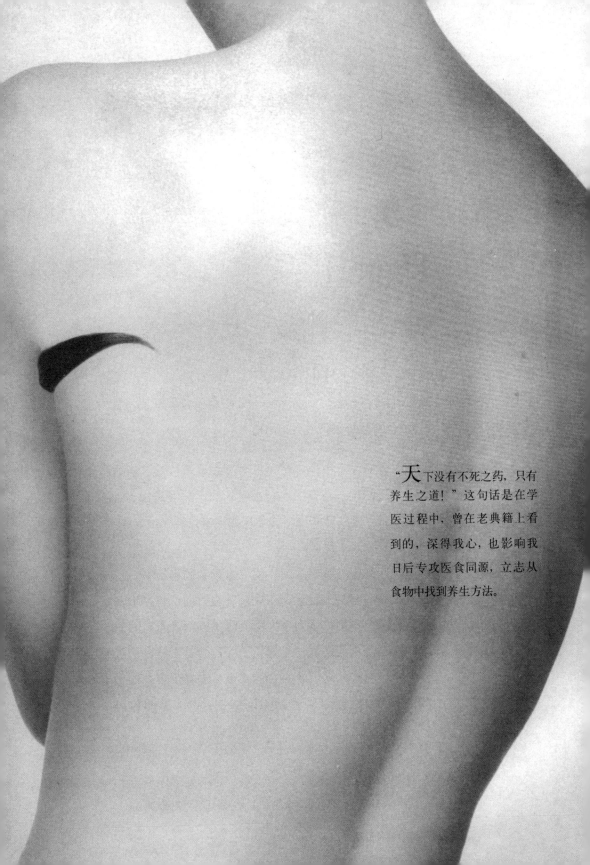

"天下没有不死之药，只有养生之道！"这句话是在学医过程中，曾在老典籍上看到的，深得我心，也影响我日后专攻医食同源，立志从食物中找到养生方法。

Part 1
北京同仁堂初窥
养生之道

"天下没有不死之药，只有养生之道！"这句话是在学医过程中，曾在老典籍上看到的，深得我心，也影响我日后专攻医食同源，立志从食物中找到养生方法。

学习医理与养生之道，同仁堂是我的第一站，这招牌有三百多年历史，无人不知晓，当时同仁堂刚准备在台湾设店，不但许多台湾中医药界的同行等着看好戏，法律限制也不允许同仁堂进行医疗行为，于是台湾的总代理想出应对的窍门，将经营重点放在养生上，给予上门的顾客养生建议，并贩卖同仁堂引以为傲的顶级药材。

我从小对中药的气味有着莫名的喜爱，只要空气中弥漫着药草的香气，我就会觉得有安全感，中药柜那一格一格的小抽屉，每拉开都是一个惊喜。能够到同仁堂工作，对我而言有点不太真实，在我一路顺遂的前半生里，根本无法预料人生下半场会有这样的峰回路转。

我在同仁堂的工作是咨询师，简单来说，就是评估客户的健康状态，给予客户购买同仁堂商品的专业建议，很庆幸我医理游学的第一站是落在同仁堂，三百多年的大器，很快地教会我作为一位养生咨询师该具备的基本态度。

同仁堂从不要求咨询师夸大养生效果，相反要我们讲出来的话越保守越好，要对自己说出的话百分之百负责。事实上从实际经验中发现，咨询的对象所寻求和期望的结果往往不够实际，大多数人渴望在最短的时间内得到最好的效果，人性渴望付出最少来换取最多，因此可想而知达成的效果往往与期待有所落差。所以我们宁可选择保守的说法，不要造成顾客错误的期望。

1.与顶级药材对话

北京同仁堂有三百多年的历史背景，在雍正年间即为清宫御药房供应。我在同仁堂期间，对一项药材特别有兴趣，也花了极大的功夫钻研，就是——参！

原因很简单，野山参等于是同仁堂的招牌。长白山是清朝皇室认定的龙脉所在，列为禁地，而这个禁令同时也保护了长白山的自然生态数百年不受人为破坏。长白山顶实际上是一个相当宽阔的环形火山口，火山口中心即为天池，整座山涵盖的范围，最高海拔高达2750米，整个环境就是高等野山参生长最好的条件，而御药供应的历史背景，同时也是中医药最大的国企，使得北京同仁堂的野山参不仅是招牌，更是珍贵的主要药材。

同仁堂台北旗舰店设立后，既然得以养生为主要诉求，高级野山参自然成为首推的养生药材。幸运的我，竟然被台北的北京同仁堂任派为专门管理和操作野山参的人。

2.为识参吃素

为了认识野山参我花费不少时间，甚至为了能够深刻地感受野山参的灵气而吃过3个月的全素，但所有的付出让我觉得非常有价值。

要知道，野山参的生长是很艰难的，同时要配合生长在原地不动至少30年，种子的散播必须要是自然的风、虫、鸟、兽经过或播种，内地出版的《中华人民共和国药典》中即记载其条件为：野参山生，昔称野山参，纯野山林下自然生长的人参。东北人习惯称为纯货。

当时同仁堂为了让我识参，从北京带来一本《野山参经验鉴别》，这是一本系统化深入介绍野山参的书，我拿到后如获至宝，这种第一手数据，连图书馆都找不到，我随即奉为经典，苦读一番。

至今仍常有人问我野山参有几种，这个答案简单到你无法相信，从古至今野山参只有真的和假的两种，也就是纯货和趴货两种。

真品纯货指的是真正来自野外山林生长，在原始深山老林中自然分布、自然繁衍、自然生长至少30年以上的人参。种子必须是凭借自然的风、水、鸟、兽传播，任其在荒野环境中自然生长，没有任何人工行为。野山参的成长环境非常严格，要有一个乔、灌、草、藤兼备的植物体系伴生，气候需经酷寒，且需生长至少30年不能被人移动、管理。

因此野山参的特性为"野"和"老"，有多老？你知道高丽参通常为6年生，即为好的等级，但是30年生的野山参还只是小参，大概只能长到小指般大小，这两者之间的差距可想而知。

一支野山参的成长，分为前期、中期与后期，头几年因为养分大多要供给根、茎，有时还会呈现负成长的状况，不宜取用；中期为30到100年的参，每一年顶多增重1克；后期就是超过100年以上。野山参跟人一样会衰老，所以不是越老越好，最好的选择还是30到100年的中期参。

近代透过卫星研究全球地质才发现，长白山正是全球含微量元素最高的地区之一，也难怪长白山的野山参多年来流传，甚至被神化有起死回生的药效。

3.研究人参初尝医理趣味

在同仁堂时我手上要管理60支人参，当时最便宜的

30年野山小参就要8000元左右，现在已经涨到13000多元了。而最贵的要价40多万元，同仁堂把价值数百万的野山参交给我，让我顿觉责任重大，也因此更拼了命地钻研，想彻底搞清楚人参的秘密。

要卖正牌货就得懂假货，野山参生长过程高规格限制，使得产量越来越少，趴货（指的就是赝品）也跟着越来越多。我除了对野山参要有深入的了解，还要学会如何分等级及辨识趴货。

我有很多企业界的学生，身家丰厚，想用人参来固本培元，却又怕买到假货或次级货，经常要我推荐或代为辨别。简单来说，鉴别一支参的标准是：芦美、艼美、体美、纹美、须美，如果一支野山参能符合这五形之美，就可以说是人间极品。

野山参的形态由芦、艼、体、纹、须所组成。芦是指野山参的根茎，艼指野山参的不定根，体是指主根和皮，纹指野山参主根上的横纹，须指须根和珍珠点。野山参至少要等30年才能采，要是在成长的过程中，被不知好歹的老鼠咬上一口，就等于全毁了，因此有些采参人会把小支野山参移到安全的地方后重新种植。另一种是被野兽动过，或将一般参挑选体形美观者，经人工整形后，栽于较低海拔的山林之中，任其自然生长10到20年后挖出充当野山参。还有种于参园内，在人工精心培育下生长发育，一般育苗两三年，再移栽个三四年，6年后就可以采收，经接枝后冒充为野山参。

在辨识真假的时候，可以观察芦头，如果在生长过程中被移动过，芦碗就会转向；另外还可以从须去观察，照理说野山参在土里面须会前后左右地长，趴货因为在长的过程中被拿出来，然后另外挖坑再埋进去时，呈45度斜角躺进去，再盖上土，须就会变成只有两边长。

4.见识顶级药材开眼界

在北京同仁堂除了我钟爱的野山参之外，当然也接触了各种顶级药材，像是冬虫夏草，这也是众所周知的顶级药材。据传远在三国时期，东吴都督周瑜率军驻扎柴桑，他的妻子小乔曾用冬虫夏草、泽兰炖白鸭，给周瑜滋补。因其使用在养生上的历史源远流长，好档次的中药铺没有不卖此物，但真与假、好与坏，则又是一门学问，黑心药铺靠虫草赚取暴利者，所在多有。

其实冬虫夏草是麦角真菌孢子，侵入蝙蝠蛾幼虫，萌发生成菌丝体后蔓延虫体，这个虫体就是冬虫。到了春夏气候温暖，虫体内菌丝开始发育，从头部长出子实体，形状像草一样，所以被称为冬虫夏草。

当然在同仁堂我也习得质量鉴别之道，简单来说，以虫体色泽黄亮、丰满肥大、菌座短小、断面黄白色者为佳。市场上，依照不同的品质将冬虫夏草分为王中王级、特级和一级等不同的规格。西藏虫草以每公斤1700头者称为王中王级，2500头者称为特级，4000头者则是一级。

我常经手的高级药材还有雪蛤，其实就是吉林所产的中国林蛙，这种蛤蟆在冬天会潜入雪地下或冰川河底冬眠长达五个月，因它比较耐寒，故称为雪蛤。其中尤以长白山雪蛤最为名贵，其原理为取用雌蛙的生殖器官，因为成熟的雌蛙富含丰富的雌性激素，以便来年春季交配后产卵之用。《本草图经》中记载：主小儿及疳疾等最良。其实雪蛤对养颜美容的效果是非常好的喔（但是因为富含动物性雌激素，有妇科肿瘤的朋友不建议食用）。

在同仁堂，我有机会接触、认识，并且实际了解许多顶级的药材，深厚的历史与中医学深深吸引了我，如何辨别、使用一些名贵药材，这些训练让我开了眼界，见了世面。

Part 2
杂学中医：
药铺中的临床验证

　　同仁堂台北店的总经理，特别在店里开辟了两个大书柜，里面摆满了从中国大陆引进的中医药书籍、药膳食谱，这些书虽是对外贩卖，但只要店里没有客人就可以拿来看，而且每半年就会补充一次新书，简直就像小型的中医图书馆。

　　当时简体字的书在台湾不多，台湾很少能看到这些扎实的中医典籍，对正对中药一头热的我来说简直如入宝殿，只要店里没客人，就形同我的"自修时间"。我常跟朋友说，要进入医理世界不难，只要拿出当年准备联考的精神，死K活记，一段时间后必定小有所成，但难在将所学医理融会贯通，并推演出可供实践的养生法，这就必须通过坚定不移的不断实践与验证，没有半点取巧快捷方式可走。

在同仁堂每天争取空当读书，我除了睡觉以外，所有时间都花在研读上，并且乐此不疲，和药材相关的药典书因为和本职工作有关，我看得最勤。我记得当时有本掌上型的《常用中药精粹便读》，因为轻薄短小便于携带，方便我每天狂K猛记。另外，《中医学应考必读》这本书将中医药经过整理，也如同参考书一样，非常易读好用。再进阶就看《现代实用中药学》。踏上认识中药材之路，这三本是不可多得的好书（注1）。

记得初入医道，有几本书让我获益良多，像是北京中医药大学的教材《中医诊断学》及《中医基础理论》（注2），初涉医理必从望闻问切学起，这两本书是很好的开端。在同仁堂做养生咨询时，虽然不能把脉，但仍需根据望闻问的技巧，来接待上门的客人，详细观察、询问他们的身体状态，进而给予适当的建议。这样等于是让我每天有实际操作的机会，给客户具体的建议，并观察他们之后的成效，这种接近临床的医理实践，给我很大的满足感。

我常说中医的望闻问切，切为末，但现今中医看诊，都先把脉，仿佛不把脉，就看不出个端倪。其实透过望闻问，就可以了解到病人百分之八十的状况，把脉只是透过脉象做最后的确认。同仁堂被限制不能把脉（属医疗行为），但也因此让我特别重视望闻问，很多找我咨询学习养生的case都怀疑我是否通灵，不过聊了个把小时，全身上下的毛病，甚至包含家里的问题都猜得严丝合缝。其实，这才是问诊的正道！

书看得多，就会想找其他的书来互相印证，很快地就从药典跨到药理，像是现在还有印象的《常见病的中医自诊和调治》（注3），里面有简单的自诊方法、辨证要点及治疗方法，看完一段内容后我就会假设一个案例，跟店里的其他同事一起讨论切磋。当时同仁堂有一位北京中医药大学毕业的药师驻店，就成了最常被我咨询请益的对象。

1.追寻中西医共通的变数

即便同仁堂让我有初入医道的快感，但每日读书实践之余，总有一些想不通的问题困扰着我。

最常见的状况是，医书中古老的药方，书里说这方子是针对何种病症使用，并可以起到何种作用，但若照着药方使用，会发现实际上的效果是有限的，没办法把状况完全调整好，只能改善却很难百分之百地根除病根，或一段时间又再复发。这让我不禁想起，不论是我还是父亲生病的时候，不论中西医，我们都认为只能靠正统的医疗，把身体交给医生，他们就会治好还给我们，但有时连原因都查不出来，更遑论治愈，让我怀疑人体当中，是不是有一种正统医疗无法达到的"变数"？当时我的见识还不足以知道这变数到底是什么，但我始终认为它是存在的，而我想要追寻这个答案。

这些问题在我心中引起了很大的疑问，医书之外，还有很大一片天地等着我去探索、吸收，并加以融会贯通。我相信解开养生之道秘方的钥匙，在某个地方等着我去取。而在此同时，同仁堂也因为经营权的转移，后继经营管理者的理念和我一心追寻医理的理想出现落差，工作起来也不再那么快乐，种种客观因素，让我决心离开同仁堂这把大伞，重新寻回自己对探索医理的热情与感动。事过境迁，现在台北的北京同仁堂经营权又再度回到当初给予我滋养与栽培的经营团队手中，我还三不五时"回娘家"，如同当年一般跟他们讨论养生心得呢。

2.老狗偏玩新把戏的中药铺游学

从自己生了一场大病，到父亲过世、同仁堂的历练，我对人生的无常已经了然，奋斗多年的亲情、事业、财富都有可能一夜间化为乌有，人生的无常非人力所能妄求改变，我的人生观也从求到无所求，我的生活需求变得极其简单，只要有一份工作可以糊口，并让我持续追寻医理，已经足够。因缘际会，因为对古老事物的喜好，我到一家古董店做销售工作，同时自习养生不同门派。

也许是念力坚强，一天我去迪化街帮古董店老板娘买雪蛤，意外踏进有30多年历史的汉补世家中药店。我跟老板从雪蛤聊起，天南地北分享我在同仁堂习得的养生心得，以及自身对于医理的看法，两人聊得非常投缘，都觉得彼此可以从对方身上学习长处。

一家能够开30多年的中药店，代表消费者对店家赋予的信任与情感，这背后的意义，简单来说就是店家处理和保存药材的坚持态度。中药材的处理和保存方法是否认真谨慎，对药效差别很大，老师傅30多年的经验，始终如一的坚持，让我对药材与药性的认识，达到另外一层境界。

汉补的老板希望将传统的中药店转型，重新与现代人的养生结合，因为听到同仁堂给我的训练是能够用现代的销售方式来卖古老的东西，因此他提议我可以把新的观念带进去，与此同时，我能够在那里学到关于中药和药材的经营手法、药铺如何照顾这些药材。我又回到工作与兴趣相结合的正道上。

进了中药铺后才发现，跟同仁堂这种不论价格还是顾客群体都高高在上的药店比起来，汉补世家入世得多，也因此我能够大量接触真正一般中医经常使用的方剂与药材，等于补齐了我在同仁堂学不到的那一块。同时也让我见识到一家好口碑的中药铺，必须如何孜孜不倦地，有如照顾孩子般地看顾药材，才能创造数十年如一日的好质量。

对中药铺来说，药材大约可分为四类：一般药材、果实类药材、含挥发油脂药材，另外就是珍贵药材。药材的关键在药力，要维持药力，则必须以最好的方式保存，其中的工作浩繁，非外人所能想象。即便是最基本的一般药材，入库前都要先以50摄氏度低温烘干4小时再晾凉后才能入库。一般药材卖价不高，工序繁杂，药铺赚的真是辛苦钱。

贵重药材虽然卖价高，却也不好处理，像高丽参、西洋参等需放入5～8摄氏度的冰箱，等要贩卖时才从冰箱取出。中国人钟爱的补身圣品燕窝，则需以大风扇快速吹干，以防燕窝变色，干燥后放入5～8摄氏度的冰箱。燕窝是容易发生霉变的"娇客"，一旦产生红斑就无法挽回，只能销毁，所以伺候燕窝需要每天检查，丝毫马虎不得。

　　一家生意好的中药铺，工作量是非常惊人的，药材广博，方剂各异，一天八个小时的工作时间，就是不断地走来走去或爬上爬下地抓药，每天上百张的药单跟流水线一般，抓完后再由大掌柜做确认，确定药都没有抓错，这样的压力着实不轻。我当时心想："都说老狗学不了新把戏，但我这只老狗四十岁后却仍不停地在学新把戏。"虽然学新把戏的心情是很愉快的，但体力实在不胜负荷，我的自学时间也受到很大的影响，不得不在短暂的药铺生涯后，重新寻找符合我自学之路的工作。

Part 3
食物过敏开启
医食同源之钥

离开汉补之后，我应聘廖叔叔健康屋的工作，不久之后获得面谈的机会。在面试的过程中，我发现廖叔叔推广"食物过敏"的学理，让我有当头棒喝的感觉，我恍然领悟了从同仁堂习医以来，一路跌跌撞撞却遍寻无着的变数，有可能就藏在这里，因此我二话不说，马上答应去上班。

廖叔叔本身是念食品营养相关科系，因为自己从小身体不好，常常生病，有一次他生了场大病住院，整个礼拜无法进食，只能靠打点滴补充身体所需，但没想到一个礼拜后，过敏的状况反而减轻许多，引发他联想到，是不是他的过敏，其实源自于食物。

廖叔叔跟我一样，都是把自己当作临床实验、具体实践的有心人，他开始记录自己每天吃的东西，经过一段时间累积后研究出心得，原来某些过敏是因为某些食物引起的，借由忌口食物来避免过敏的产生，他运用得越来越纯熟，也建立起自己的一套理论，并开始帮助身边的人。借由帮助别人累积临床实证，哪些食物是因为长期吃、吃的量大，才导致过敏，或某些人的过敏可以因为忌口某些食物而得到改善，不断扩大食物引起过敏的范围，就可以证实自己观察的结论。他除了帮助找出过敏的食物之外，也配合一些高蛋白等保健食品，这确实使得被调整的人健康情况好转，也因此事业经营得越来越好。

我进入廖叔叔健康屋工作后，更加认定长久以来一直寻找的那个影响中西医疗效的变数，就是食物。我将廖叔叔的食物过敏理论，跟自学的中医理论互相验证，并且用我自己的身体来做实验，发现效果之好超乎想象，而我若保持忌口一段时间，之前的不舒服状况也不再复发，此一结果让我有如发现新大陆，非常兴奋。

我在咨询的过程中不断体认到，很多人的问题来自"火"，就是中医的上火反应，对中医来说处理"火"这件事非常简单，透过望闻问切来得知病患上火的症状，配合食物过敏的反应，抓住需要忌口的食物，透过中医调养让身体自然地恢复功能，并以食物控制让身体不再发炎（即上火），病痛的症状即可获得有效的改善。

古人说"医食同源"，我找到了两者之间连接的钥匙，当然跃跃欲试，像"红豆茯苓莲子汤"就是在此时想出的。我记得在同仁堂期间读到《神农本草》将所有的药材分为下品、中品和上品，上品无毒，主养命，可久服；中品主治病，无毒或有毒，多为补养兼有攻治疾病之效；下品多有毒，不可久服，多为除寒热、破积聚的药物，主治病或外用。在这个学习的过程里面，有一味药材特别让我有兴趣，就是茯苓。

会注意到茯苓，是因为小时候我很爱吃茯苓糕，有些典故说茯苓糕其实只是米做的，因为反清复明时，被用来中间夹纸条当作传递讯息之用，而"茯苓"和"复明"音似，故取名叫茯苓糕。不管茯苓糕究竟是不是用茯苓做的，对我来说都是童年的味觉记忆，因此我对它特别感兴趣。

茯苓这味药正属于上品，久服可以健脾、安神、利水、渗湿，但茯苓要如何食用，可就让我煞费苦心了。我曾经用茯苓来做发糕，结果并不理想，口感不好；我又曾研究过红豆薏仁莲子汤，后来观察到我的身体无法消受，因为薏仁太寒，使得女性分泌物增多；最后我想红豆莲子汤本来就很好吃，又有养生的效果，红豆本身就有利水消肿的功效，而莲子可补中养神，加上茯苓效果更可以加乘，何不三者交融，做成红豆茯苓莲子汤呢？

想法虽好，但大家都知道茯苓的口感并不好，有人形容很像吃墙粉。我记得自己刚开始试的时候，先把茯苓掰成小片，然后跟红豆莲子一起下锅煮，吃完第一碗我的嘴就破了，口腔黏膜和舌头都被磨破了。而且茯苓吃起来几乎嚼不动，如此即便再有疗效，无法入口也是枉然啊。后来我才动念，应该是把茯苓先经过软化处理，因此才试着将茯苓泡水，从泡一个小时、两个小时，到泡四个小时，后来发现泡两个小时效果最好，然后再将其掰成小片和红豆莲子一起煮。

我开始把红豆茯苓莲子汤当成日常点心来吃，持续一个礼拜吃几次，后来发现我整个人瘦了一大圈，同时脸颊也变窄了，消水肿的效果惊人。之后我建议身边的朋友吃，每个人都告诉我吃了以后消水肿的效果很好。

我的所有养生经验，都类似开发出红豆茯苓莲子汤，是经由自己亲身实验来的，当然也包含许多与朋友分享体验。不少朋友觉得有正面效果，还自发成为我的实验对象。

红豆茯苓莲子汤的成功给了我很大的启发，我发现结合中药材、食物过敏，消除人体因上火引发水肿反应的路子是走对了。中药材取得方便容易，像茯苓这类的药材非常便宜，成效却如此卓著，不用花大价钱就能达到同样的目的，这样的调养方式应该能够造福更多的民众。

很可惜的是，廖叔叔虽然也认知到上火反应对人体的影响，但在保健食品里面，对于上火可以使用的东西和中医的理论是非常不同的，因此他们希望我尽量不要谈论中医的理论。我想这也不能说他们不对，毕竟他们主推的是营养品，但我无法忍受自己的学习受到限制，只能选择离开，坚持自己的研究。

我终于走上清晰的道路

从这时开始我好像武侠小说中说的"打通任督二脉"，从同仁堂开始对中医医理的学习，到廖叔叔的身上学习到借由营养学摄取到对身体好的、正确的营养素，并且体认食物过敏对人体的重大影响，再将中医、营养学、食物过敏三大元素加以融合，我顿时觉得空间宽广了起来，针对养生的各种症状，都可以从这三者融会贯通处，找到解答，我兴奋地发现，属于我自己的养生之门，已经在不知不觉中打开了。

在此同时，我不间断地用自己做实验，也开始帮助身边许多朋友，以食疗之法来实践养生，我的养生法不教旁门左道，只教朋友正确的饮食观念，避开上火食物，并摄取正确的营养素。看似老生常谈，但朋友们惊奇地发现，实践下来不但有效，而且是速效，这样的成绩让我更加振奋，也让我发下宏愿，希望可以用这些整合出来的心得去帮助更多人活得更健康。

慢慢地，我的学生越来越多，其中也包含了不少知名的影剧圈天王天后，在他们的宣传之下，找我咨询的学生越来越多。很多人觉得我很凶，很严格，那是因为我很着急，我看到一般人要把身体调好其实很容易，但心思太杂，干扰太多，往往和身体的需求反其道而行之，到最后再仰赖对身体会有副作用的药物，每每碰到这样的学生，总是让我沮丧不已。

找我咨询的案例五花八门，状况也不一而足，这些案例的各种问题，以及我的咨询建议，在之后的章节里我都会不藏私地完整详述。虽说个案不同，但总归的结论却是一致的：我们的身体就像个小宇宙，它会随着大宇宙而行，日出时身体需要能量来运作，一天所需耗费的体力必须在晨间补充；日落时，身体也会进入准备休息的状态，储存明天的所需。但现代人忙于工作、玩乐、放纵——不愿跟随自然法则而行，而习惯用大脑来控制身体的运作，当身体被消耗到某种程度，你的身体就再也由不得你了。

我常对学生说，对待自己的身体，就有如尊重甚至敬畏整个宇宙，身体是我们最好的情人。你倾听它的感觉、需要，并且尽力满足它，它会给你比情人更可靠的回馈。身体不会说谎，你怎么对它，它就怎么对你，屡试不爽。

"天下没有不死之药，只有养生之道。"正是我义无反顾前进的道路！

注1：《常用中药精粹便读》由天津科技翻译出版公司出版，一本掌上型的药剂用法书。《中医学应考必读》由上海中医药大学出版社出版。人民卫生出版社的《现代实用中药学》是一本药典，这本书前面有中医基础理论，其中包括：1.处方用名；2.药材特征；3.化学成分（把药材分析出所有的成分）；4.药理研究；5.性味归经（如性温、味辛、归肺和肾经）；6.功用主治；7.临床来源（如哪个医学中心、治疗过多少人以及什么例子）；8.用方用量（使用上的禁忌与同构型的药物比较）。

注2：《中医诊断学》这本书中我习得中医的一些基础论述，包括望闻问切；望者指神、面色、形态、头颅、五官、九窍、皮肤、脉络、排泄物、舌；闻者指声音、气味；问者指一般状况、生活习惯、家族病史、起病、现在状况；切者指脉诊。但我学养生不医病，所以不学切脉。另外还有八纲：表、里、寒、热、虚、实、阴、阳。辨证则包括：气因、气血、津液、脏腑、经络。这本书中还有非常实用的"视诊和辨证的应用"以及"症状鉴别诊断"等。

《中医基础理论》这本书也带给我非常多的知识。从中医学理论体系的形成和发展、唯物观、辨证观，到阴阳五行中阴阳的对立制约、互根互用、消长、平衡和相互教化。五行木、火、土、金、水的特性，事物的五行属性推衍和归类，譬如：左为阴，右为阳；腹为阴，背为阳；女为阴，男为阳；四肢外侧为阳，内侧为阴；上部为阳，下部为阴。若以脏腑来分：五脏属里，藏精气而不泄故为阴；六腑属表，传化物而不藏，故为阳。阳盛则热，阴盛则寒；阳虚则寒，阴虚则热。同时更有阴阳学说在中医里的应用。

注3：上海教育出版社出版的《常见病的中医自诊和调治》，也是我非常热爱的一本中医相关书籍，作者颜德馨和余小萍，其中颜德馨是同济大学中医研究所所长，余小萍是上海中医药大学附属曙光医院传统中医科主任。这本书讲述基础的日常治疗和保养，譬如感冒怎么分、自诊的方法、诊断要点、辨证要点以及治疗与调养。还包括简易效方、食疗方等等，另外它还提供外治法，譬如按摩鼻翼、泡脚、热敷等等，以及中成药，如牛黄解毒丸等等。我个人就是着重在食疗方，这本书让我受益良多。

Chapter 3

游学下一站:
身心灵的探索之路

Next stop:
exploration of both body and soul

一个人的身体状况其实可以反映他的个性。有些人无意识或无目的地暴饮暴食，其实不是身体的需求，而是情绪上的疏解。

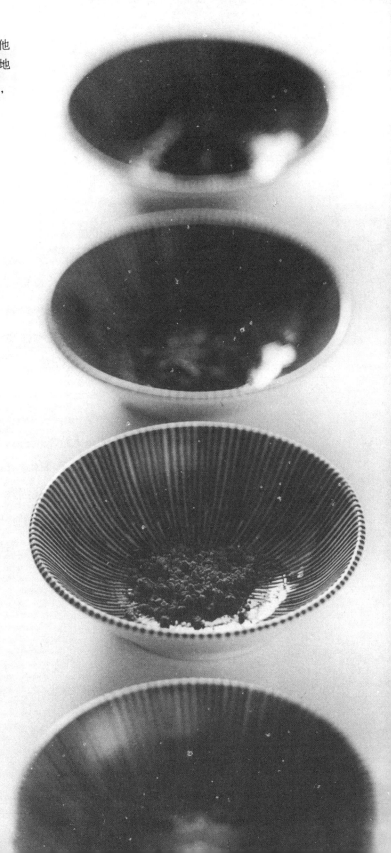

离开同仁堂之后，我不断寻求各种养生理论，在融合中医、营养学、食物过敏三元素之后，学生实践的成果让我惊喜，但我从他们的身上发现，有许多的症状，都源自情绪或深层的心理问题。例如我有许多学生是企业家，或企业的高阶主管，他们共同的问题通常源自压力，导致失眠、生理时钟紊乱，连带着我所开给他们的择食清单，也无法按时按质彻底地去执行，因此我开始去了解在全人疗法之外的自然疗法。

中医基本上算是全人疗法，根据病灶去了解身体发生的状况，但我发现中医的全人疗法同样有缺陷。全人指的是我们的身体，但是一个人除了身体之外还包含了心灵，身体健康发生问题，也有可能是心灵因素。所以当我开始接触自然疗法和全能疗法，我认识到了心理、情绪治疗这一块，在西方来讲这中间有很多门派，但我相信最后是可以统合的。

Part 1

棘手的
内火问题

　　情绪和身体会产生交互反应，我开始意识到这一点，是在我学习择食的养生之道的过程中，提及内火和外火此一论述时发现的。一般来说，造成内火的首要原因就是晚睡或情绪大幅波动的影响，而外火则是指因为吃进上火食物所引发导致。在我的学生案例中，外火大多可透过择食的方法来消除，获得良好甚至断根的效果；但内火一事，就涉及当事人的观念转变，知易行难，也是我在咨询中碰到的最棘手问题。

　　很多第一次来找我的学生，都会被我漫长的咨询过程吓到。我不要求看健康检查报告、病历数字，但会花很长的时间问，包括学生的职业、工作习惯、每日作息，甚至家庭生活、压力来源、人生目标，在这些问答之间，配合学生身体所产生的症状，我就大约能有效地判断内火与外火两项交叉因素的影响。也因此，我给学生的建议，除了择食清单外，也会给予他们生活作息及情绪控管的建议，若学生听得进去，两者双管齐下，成效之快通常都会让当事人大吃一惊。

我记得在我做咨询初期，当时我的明星学生还没那么多，有位四十出头的中小企业家来找我，我观察到他眼屎明显，脸上痤疮严重，上火上得非常厉害。他劈头就说："邱老师，你都不知道我们这些小公司的老板压力有多大！公司越赚钱我越担心，怕员工跑掉，怕同行竞争，怕明年不知道还赚不赚得到钱，所以我只能一直拼，每天都工作14个小时以上，但还是担心到常常失眠睡不着，怎么办？"

高阶主管的内火如此严重，代表一般人不知道该如何处理情绪，如何让工作与生活和平共处！我们都知道在职场要走得长久，就要控制自己的情绪，但大部分的人都偏向于用压抑的方法，选择不去看、不去想，先解决眼前的事情就好，后面的事等发生再说。这样的处世哲学固然可以让你先顺利地把一天的工作做完，但是情绪却会随着压抑不断地累积，身体的内火也会越烧越旺。

宣泄压力不等于解决情绪问题

很多人会说："有啊，我有解决情绪问题呀，我下班都会去发泄。"但发泄情绪的方式就是回家打电玩、去夜店跟朋友喝酒，或者唱卡拉OK之类。还有人认为运动可以疏解压力，购物可以发泄情绪。我碰过许多学生说："我知道我有情绪问题，但我有宣泄的管道，我运动、购物，之后就会很累，睡着后就什么都不会想啦。血拼的时候我很开心，就会忘记我的压力呀。"

在我的咨询经验里，这样的学生太多，他们口中"有效宣泄情绪的方法"，其实对身体状况没有太大帮助，这样的方式只会让情绪被内化压抑得更深，负面情绪久了就会变压力，而日积月累的压力，才是造成身体内火严重的根源。

仔细想想，我们从小到大的成长环境，父母老师、学校社会都没有教我们该如何处理压力和情绪这门功课，我的前半生还在职场上打拼时，其实也跟我的学生一样。我人生最低潮的时候，是在我开完刀身体非常虚弱，右手又瘫痪的时候，我并不是左撇子，那时却只有左手能用，就连吃饭也是个大工程，可以想见我有多沮丧。但令人匪夷所思的，在这样的人生低潮中，我的心灵却比生病之前来得充满爱和平静。

我曾跟好朋友谈到此事，觉得好像经历这场大手术，身体的某个按钮坏了，再也不是当初那个职场上的女战士了，我变成一个连我自己都不认识的、充满爱和慈悲的人。后来深究原因，我发现在人生最低潮、最需要爱与关怀的时候，我的父母和家人给我极大的支持，医生和复健师不断地给予鼓励，可能是因为在那段时间，围绕在我身边的都是由爱所构筑的正面力量，让我不至于因为身体残障而产生怨怼，就算是造成我右手瘫痪的医师，我也没有怨恨。

我的复健师原本要我有心理准备，她认为我的手就算恢复，也不可能完好如初，但没想到经过3个月的努力后，竟然毫无征兆地突然之间复原，而且百分之百地完全恢复功能。复健师一直摇头说，这真是她从没见过的奇迹。

Part 2
正面情绪给身体的
复原力量

    我记得那段辛苦的复原之路，由于我受到了满满的爱与关怀，当时我看待任何事情，周围都好似镶了一层金黄色的边，平安与喜乐是很自然地由心底而生。我回顾庸庸碌碌的前半生，一直到手术发生右手瘫痪的时间点，那个关键时刻成为了我人生的转折点，我相信奇迹幸运地发生在我的身上，跟当时充满爱的能量有关，直到现在，我一直心怀感恩地接受别人给我的爱和关怀。

    康复之后，我变得会时时检视自己的心灵，并且领悟到："是不是我们一定要失去所有，才能打开另一双眼睛，看到另一些事物？"因此，我常常跟学生讲，不要害怕失败，不要害怕失去，有时候失去只是一个过程，这个过程会让你打开另一双眼、另一扇窗，让你接触到另一个充满爱的世界。

    透过这次的经验我强烈地体会到，情绪对于身体的修复有很大的帮助。刚开始我钻研养生时，并没有意识到这点，在帮朋友做养生建议的时候，我都是先以调身体为主，帮他们筛选出会造成身体不舒服的食物，建议他们该怎么吃，以及该补充哪些营养。虽然他们都照做了，也的确有效果，但成效参差不齐，我觉得其中仍有变数存在。

我跟朋友深入讨论后，我发现结果差异较大的人，多半在他们开始调养的同时，有比较大的情绪问题，或者碰到了人生重大的难题，进而产生极大的压力。这让我开始反省，光是靠我从中医、营养学、食物过敏三元素所融合出来的养生法，仍有不足之处，而这个部分，可能就潜藏在情绪调整里。

当我们了解身体的运行，会发现一个人的身体状况其实可以反映他的个性。有些人无意识或无目的地暴饮暴食，其实不是身体的需求，而是情绪上的疏解，如果不面对这个问题，我给的养生建议，就不可能得到完整的执行。但这时候的我，还没有能力去帮助朋友调整情绪，我还得继续学习。

遇见心灵导师，开启另一扇窗

我一开始帮助朋友调养身体时，遇到一个对我产生极大影响的人，我的好友Fenny。她曾经在美国学设计，回到台湾她为了自我疗愈，先是接受催眠，感觉到真的因此打开了某些心结，对人生中的遗憾得到释怀，也因此她开始尝试在台湾学习催眠。

经过一段学习催眠的时间，她想要追求更高深和专业的技巧，因此回到美国，准备考催眠师的执照。多年以后，她回到台湾，从一个前卫ABC的愤青，变成了完全不同的人，她沉稳、沉静，在她身上已经完全感受不到曾经对生命的反抗和愤怒，我很好奇她经历了什么，为什么对生命、对人的态度乃至于呈现出来的气质，都彻底改变？

后来Fenny才告诉我，在美国她不仅学了催眠和心理咨询，还学了灵气和颅荐骨平衡疗法。因为志同道合，我和Fenny在同一个身心灵中心开养生的课程，如果来的人有兴趣，就由我给予饮食调养的建议，Fenny则给予心灵的咨询。

一起工作的期间，我从Fenny身上学到许多心灵的专业知识，

吃到自然瘦
——天王天后养生顾问的择食之道

也从Fenny身上学习到非常严谨的态度，并接触正统的心理咨询，以及灵活运用的灵气，等于帮我在养生之路上开了另一扇窗。我也把自己多年来寻求自我疗愈内在心灵创伤的心得，加以融会贯通，并一步步运用在我的养生咨询上。

Part 3
身心灵版的
择食疗法

　　首先我用在一些会有"溜溜球反应"的学生身上。有些学生经由食物过敏源的排除，建立正确的饮食，的确得到很大的改善，但总不如我预期的好。这种学生多半会变成一种波浪式的改善过程，就是所谓的"溜溜球反应"，好一阵，坏一阵。我进一步和咨询者相印证，当对方告诉我身体的某些状况，我会询问他是否有某一些特定的情绪，往往都会得到肯定的答案。

　　举例来说，我曾经有一位学生，父亲有严重的肝病，母亲甲状腺亢进，当她来找我咨询时，体质非常寒，一般来讲寒性体质都跟家族饮食习惯有关。另外，她跟先生从结婚后就想怀孕，但一年多来，始终无法顺利怀孕。不仅如此，她同时还有大肠激躁症，皮肤的状况极差，上肝火的状况也非常严重。我看到她身体的健康分析，同时了解家族病史之后，我说："你母亲应该是个很强势并且脾气不好的人，你父亲应该多半是忍让母亲，但退无可退时他也会还击。"接着我直接问："你们家应该从小有家暴的问题吧？"

她当场眼眶就红了，接着开始哭。后来她反问我是不是通灵，为什么从身体可以看出她父母亲之间的关系，甚至是家暴的历史？

老实说我不会通灵，我只是从身体状况、家族病史与遗传来判断家庭成员的性格。一般来说，甲状腺亢进的人大多有着过度要求完美的性格，对自己和别人期望都很高，若对方达不到期望就容易愤怒。加上这位学生很容易退缩的态度，可以了解到她应该是在一个暴力环境中成长的孩子，因此碰到任何可能引起不愉快的状况时，她会反射性地选择退缩和逃避。

不论我举自己还是别人的例子，都只是为了让大家能够了解情绪与心灵是如何影响着我们的健康。若不正视这个问题，而只从病灶下手，身体就会用最直接的方式提出抗议。

情绪对身体的影响

综合我多年来的咨询经验，通常情绪对身体的影响会有以下几种。

当你常常压抑焦虑、不安的情绪时，一段时间后就会从胃肠的问题反射出来，如胃痛、胃发炎、胃闷胀、大肠激躁或腹泻。如果压抑的是愤怒的情绪，则会由肝的状况反映出来，如眼屎、无名火、肤色暗沉、大便秘结、食道逆流等。有些人经常反复出现的上呼吸道问题，如扁桃腺发炎、咳嗽不停、常觉喉咙有痰咳不出。如果这种状态求医后无太大效果，那么请你想一想，最近是不是有某些恐惧的事情因你自己害怕面对而压抑下来？不要逃避，诚实地面对造成自己情绪问题的原因，认真地去学习调整的方法，或者寻求专业的帮助，才是根本解决压力问题的正道。

最后是我的贴心提醒：很多人经过一天忙碌的工作回到家之后，选择用看电视来放松自己，但如果你觉得洒狗血的剧情或拿着遥控器不断地转台，并不能放松你的身心灵，不如就选择水晶钵、西藏颂钵或古琴弹奏的音乐来个聆听冥想吧。只要有一张舒服的椅子或躺在床上，就可以悠游在水晶钵共振的清灵音波、西藏颂钵旷远幽冥的泛音波，或沉静悠远的琴音中。让音波振动带动你产生共鸣，调整你内在的能量，帮助你回归到平衡的自我。

Part 4
邱老师的
情绪管理教室

★ 担心，是最温柔的诅咒。担心，是一种负面情绪，而且于事无补。请不要老是担心身边的人和事会出问题，因为担心久了可能会成真。请记得把"我担心——会出问题"转换成"我相信——会一切顺利"。

★ 祝福，是最强大的愿力。过得开心且幸福的人，不会迁怒他人，做些让别人受伤或难过的事。因此请记得，如果有人让你困扰、难过或愤怒，让你觉得受伤害，请祝他开心或幸福。如果实在无法祝福你的死对头幸福快乐，至少可以祝福他"心宽体胖"。至于他会应验心宽还是体胖，那就要看他个人的福报或业报了！

★ 做自己的心理治疗师。当你生气的时候，请静下心来，帮自己做点分析。请想想让你生气的是事还是人，如果做这件事的是你喜欢的朋友，你还会生气吗？答案如果是不会，这代表你的怒气是对人不对事。这时请你想想，为什么会对这个人产生怒气？是因为他爱占人便宜，逢迎拍马，还是欺善怕恶？把原因找出来，然后问问自己，为什么我会对这些行为如此反感？是否在我深层的内在，曾经因为这些负面行为而受伤，或其实这些负面行为就存在于我的黑暗面里，你打从心底的厌恶可能是提醒自己黑暗面存在的防卫机制。找出自己真正的内在后，请学习诚实地面对自己，不只喜欢自己的优点，也要接受自己的缺点，除了神以外，没有人是完美的，好好做个人就行了，不要妄想成为神。

★ 不要当一碰就爆的炸弹。当某些人的行为对你产生困扰，甚至激怒你的时候，请想想行为背后的动机，找得到动机，就能找出背后的心态，洞察心态，就可以找到保护自己的反制之道，或原谅对方的宽容力量。

★ 受伤的是自尊还是虚荣。同样地，觉得受伤时，请想想受伤的是你的自尊还是虚荣。如果答案是虚荣，这是一个很好的机会，让你把虚荣放下，不过也请记住，纯粹的自尊是任何人都无法践踏的！

Chapter 4

我的养生心得：择食而活

My way of health maintenance:
choose to eat

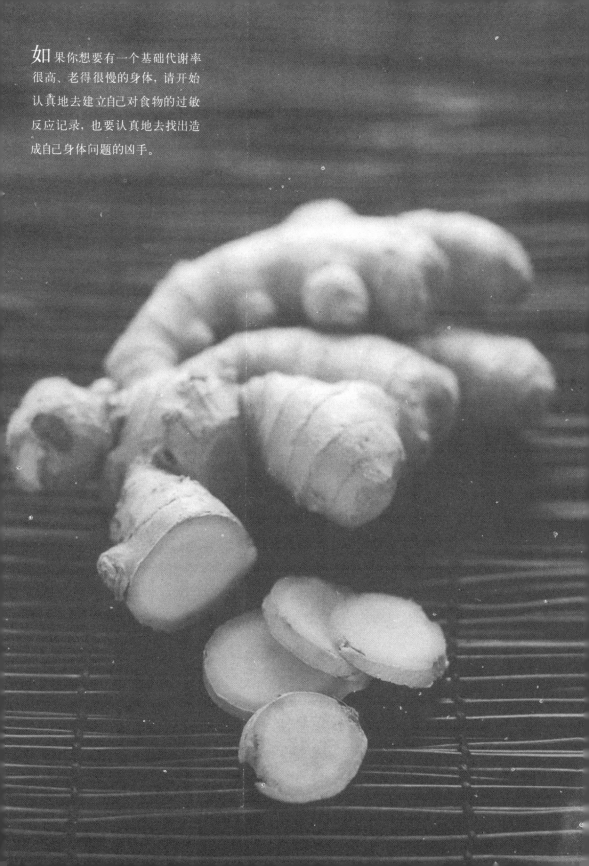

如 果你想要有一个基础代谢率很高、老得很慢的身体，请开始认真地去建立自己对食物的过敏反应记录，也要认真地去找出造成自己身体问题的凶手。

吃到自然瘦

——天王天后养生顾问的择食之道

顾好肠胃就有了健康之本

请让我好好睡上一觉吧

靠饮食调整，我要活到一百二

大痛小病不再来，挥别过敏体质

黑白人生靠吃就能变彩色的

良好的体力耐力，让我保持最佳状态

从内脏开始瘦身，摆脱腰圈肥油

告别体重数字，我瘦得很漂亮

做个有自信的中年男子

跟着做，我也可以当美娇娘

去除粉刺、青春痘，当个新时代女性

还我青春时的姣好面容与身材

Part 1
吃对食物+不吃错的食物
=健康的基本原则

生物都有自我疗愈的本能，但为什么大多数的现代人都失去了这个本能？该如何找回它呢？

所有的动物都有所谓的动物本能，当它受伤的时候，它会知道要先找一个隐秘的地方休息，甚至自发性地去嚼食一些植物（草药），而趋吉避凶更是动物的本能，反射性地避开危险基本上是不用经过思考的，人也具备这种天性，很多状况，我们会有反射性的反应，因为自己知道这是危险的，是必须避开的，但为什么我们的身体吃到不干净的食物或不对的食物会没有感觉？甚至没有发出警告来让我们知道这个食物其实是不适合自己的？

绝大部分的原因来自过度复杂的饮食，以及情绪的混乱，造成我们本身变成一个身心灵失调的个体，慢慢地失去我们的灵觉（就是所谓的动物本能）。

过度复杂的饮食，意思是现代人的饮食习惯多半会过度调味、过度烹调（烹调时间过长）、烹调方法繁复。其实这个道理很简单，就好比你拿起一块生肉，如果它有任何不新鲜、难闻的气味，你会比较容易闻得到，但如果这块肉经过水煮后再加入酱油、冰糖久炖，然后又加入花椒、八角等香料，先不提这种烹调方式如何破坏蛋白质，事实上你很难再闻得出来这肉究竟新不新鲜。过于复杂的烹调方式，一定会影响我们判断食物的好坏。

而情绪混乱，则是因为现代人的生活以及工作都过度负荷。这是许多人的共同困扰，却也多半觉得无奈而放弃改变，久而久之失去调整以及自我平衡的能力而不自知，但这样忽略照顾自己的情绪，必须承担的后果你真的承担得了吗？

听起来上述这些问题仿佛很无解，不要被吓到，要找回作为一个人的基础本能其实简单到让你惊讶的地步。

每天都得从吃开始

饮食前必须了解、遵守的三大原则，你做到了吗？

① 用对油了吗

首先从我们的食物烹调方式简单化来着手。比方说，烹调的时间不要太久，程序不要太多，可以用水煮、清蒸，或者是温锅冷油炒食的方式，调味料尽量避开刺激性的辛香料。正确地使用食用油也是非常重要的，比如说，色拉油不适合高温快炒、爆炒、油炸，而是最好用来凉拌；橄榄油、葵花子油则适合拿来拌炒，但不要用Extra或Virgin的橄榄油来炒。

② 爱吃的猛吃就不妙

任何食物就算营养成分再好再高，都请记得不要长期大量食用。每一个人的体质都不同，对食物的分解、吸收和转换的程度也不同，如果我们长期大量摄取某些特定的食物，当我们的身体没有办法完全吸收转换的时候，可能会开始出现不舒服的状况。而这些不舒服的状况就有可能是对这个食物产生过敏的反应，所以不要因为爱吃某样食物，就餐餐都要吃，无它不欢，要记得给身体喘息的时间和空间。

❸ 避开会让自己产生过敏的食物

要避开过敏食物，当然要先了解自己的体质目前属于什么样的状况，我们可以先从目前身体不舒服的状况来着手。参考下一段所列举的问题中，所提到的致敏性的食物是不是正好是我长期喜欢吃的食物？而我的身体是否又同时有这些问题？

如果答案是肯定的，我们就可以先从忌口这类食物开始做起。如果不舒服状况真的跟食物有关，一般来讲完全忌口一个月之后，应该就会开始感觉到情况好转。接下来就很简单啦，一旦你忌口一个月后不舒服的状况有好转，我会建议你接着至少忌口半年到一年，持续到这个不舒服的状况完全消失。

很多人一听到这里就开始瞪大眼睛问："那我一辈子都不能再吃这个东西了吗？"别紧张，并不是这样的，你可以让自己在原本有的不舒服状况完全解除之后，尝试少量地摄取引起问题的这个食物。如果一段时间后问题又重新出现，就继续忌口至少半年，再重新尝试。如果每次只要你一开始吃那样东西，不舒服也跟着启动，那就不用再问啦，除非你甘愿不舒服也要吃，那谁也没有办法。当然也有可能在你重新开始吃后，并没有不舒服，那就只需要记住，不要长期大量吃，偶尔吃吃是可以的。

如果你想要有一个基础代谢率很高、老得很慢的身体，请开始认真地去建立自己对食物的过敏反应记录，也要认真地去找出造成自己身体问题的凶手。

当我们的身体常常处于神清气爽、体态轻盈、充满元气和动力的时候，就表示我们的身体开始变干净了，再加上如果我们懂得注意照顾自己的情绪、疏解负面困扰的问题，双重的影响下会发现身体自我疗愈的本能，开始慢慢启动，很多以前常常困扰我们的小毛病，也随之慢慢消失踪影。不论是忌口还是任何照顾自己、了解自己的努力，都是为了让自己过得更轻松健康，就看你愿不愿意了。

Part 2
现代人的疑难杂症
你有哪一种

最困扰现代人的几个问题：失眠、胀气、过敏（包括鼻子过敏和皮肤过敏）、排便不畅（包括便秘和腹泻）、水肿、肥胖、青春痘、粉刺、毛囊炎、未老先衰……这些恼人的问题到底是怎么形成的，又该怎样调养呢？

其实以上的问题大多和食物、饮食习惯及情绪有关，先来看看自己的疑难杂症是什么，然后找出调整的方法。

1. 胃胀气真的很气

老是哔哔剥剥"一肚子气"，这是许多朋友以及来找我询问养生的人常常提出的问题，那就是胀气。这跟现在的人常有的下面三个通病有关。

❶ 吃饭时不专心

大家吃饭的时候，不是盯着电视上哪里又发生意外死了人的新闻，就是关注报纸上哪里又警匪枪战的报道，根本没有专心吃饭。吃饭的时候要尽量专心碗里的东西，不要又是聊天又是看电视看新闻的，这些都会影响消化系统的运作。

❷ 把公事和吃饭合并办理

大咖早餐会报、午餐会报，小咖吃便当、聊明星或办公室八卦——有谁记得食物应该要慢慢充分地咀嚼？事实是吃得快就容易造成胀气，边吃饭边讲话也容易胀气，没有经过充分咀嚼而混合口水消化的食物，更容易对胃造成负担，甚至长期下来有可能导致胃溃疡。除了要养成吃饭时充分咀嚼以及尽可能专心的优良习惯之外，再就是要注意避免吃进一些容易造成胀气的食物。

❸ 老是吃易引起胀气的食物

哪些食物容易造成胀气？举例如下。

豆类以及豆制品	豆干、豆皮、豆腐、豆花、豆浆、黄豆芽、兰花干、素鸡、素肉、味噌、毛豆、纳豆、素火腿、黑豆、黑豆浆、豆豉等以及黄豆蛋白制品
糯米类	麻糬、粽子、油饭、米糕、汤圆、饭团、紫米、糯米肠、猪血糕、草子粿、红龟粿等
竹笋	笋丝、笋干等
奶制品	调味乳、酸奶相关产品、起司、冰淇淋、炼乳、高蛋白牛奶制品、乳清蛋白等
五谷杂粮类	小麦、大麦、燕麦、荞麦、黑麦、小麦胚芽、全麦面粉制品、糙米、胚芽米等

试着避免吃这些可能就是引起你胀气的食物，一段时间后看看自己的状况是否有改善，如果有，那就要恭喜你找到胀气的凶手啦。

● 顾好肠胃就有了健康之本

真人实例：肠胃不作怪

姓名：颜小姐

（因尊重本人意愿，此处仅以颜小姐称之）

年龄：31岁

职业：科技信息业

主要调养重点：胃胀、腹泻、胃溃疡、鼻过敏

（以下为颜小姐自述）

好东西就是要和好朋友分享的。我有一群好朋友，常常会分享彼此的心得，什么东西超好用的啦，什么东西实在是便宜、大碗又具经济效益的，借由朋友间彼此的分享，确实让我掌握了很多很棒的生活信息。邱老师的信息就是在这样的分享中得知的。

乍看起来，我的身体状况其实还OK。曾经有鼻窦炎的困扰，可

是经过手术治疗后就没什么大碍了。工作虽然忙碌，但一切都在掌握之中，所以好像也没什么太大的压力。后来因为妈妈生病，一度让我非常担心，然后开始常常觉得胃不舒服，后来去看医生，才发现有轻微的胃溃疡。虽然胃不舒服给自己增添了一些困扰，但好像吃过药后也还好，所以也没有太在意。

后来是和好朋友碰面聊起，朋友马上告诉我她之前也是有些身体不适但没有特别在意，没有想到后来情况越来越糟，对生活造成很大的影响。直到去跟邱老师咨询，才弄清楚了其实一切肇因为自己的生活作息和饮食习惯，经过调养后，不但解决了恼人的问题，身体状况比以前更好，面对工作生活的压力也更有能量处理。

因为朋友在台北工作，而我是在新竹，异地两隔，大部分是电话联系，见面的机会较少，所以我也发现她和我上次见面时的样子有很大的不同。最明显的是体态变轻盈了，没有化妆的她却散发着好气色，讲话时神采奕奕，笑容也多了。还记得上次碰面聊天时感觉她精神状况很糟，聊天时显得有些急躁，好像也很容易不耐烦，而她也深受睡不好所苦。当时我和老公也常聊起她的状况，猜想她是不是因为工作生活压力太大，很担心她的身体健康。

看到她经过邱老师的指导后有这么大的改变，心里很为她高兴，也不免好奇，这位邱老师究竟是何方神圣，居然只是借由几张问卷、察言观色就可以精准地提出具体的建议，让我这位好朋友可以有这么大的改变。深入了解后，我想到老公长年的困扰——湿疹，还有他的鼻过敏非常严重，如果邱老师可以帮助他解决这些问题，那可就太棒了。

原本以为和邱老师见面不过就是谈谈身体状况，然后邱老师对我们察言观色一番，再提出具体的食疗建议就可以了，没想到这个咨询一点也不马虎。虽然朋友之前有和我聊到她第一次向邱老师咨询时有填写问卷，但我没想到这问卷竟然这么费工，密密麻麻的问题……然后填着填着竟然发现——嗯，这上面说的状况我好像也有耶；仔细想想我好像腹泻的情况也蛮多的；对耶，其实我好像也挺容易疲倦的；确实好像也常常腰酸背痛……

原来，一切都是有迹可循，已经习以为常的小毛病原来并不是单纯工作太累所造成的，真正的元凶，其实是我们吃进肚子里的东西。

"所以，我的体质真的不能吃蛋吗？"

"我的体质青菜不可以生吃？不是说煮熟的青菜营养容易流失吗？"

"啊，黄豆可能会造成胀气，所以我的胃才会那么不舒服哦。"

哦，天哪天哪！原本为了健康着想，我还特别每天自制豆浆当早餐，然后吐司夹蛋加生菜，这全都错了吗？这不是营养又健康的最佳饮食吗？这个传说中的健康饮食真的就是造成我胃不舒服、容易腹泻等等问题的元凶吗？

哎，错误的认知真是害死人了！我原本还在想，我每天都让老公吃得那么健康，那么营养，为什么只长了肥肉，对于身体健康却没什么改善。而且，老公的严重湿疹、鼻过敏问题，幕后的黑手其实就是我吗？这真是晴天霹雳呀！老师还提醒我，要摄取优质的蛋白质，所以要摄取足够的肉类。

"可是，老师，我其实平常都吃很多肉啊！"

"但是你吃的不是优质蛋白质。"

不是说优质蛋白质是从肉类摄取吗？我吃了那么多肉，邱老师却又说我摄取的不是优质的蛋白质。

"那是因为你所吃的肉经过过度的料理，烹调的时间过长，会造成反效果。"

邱老师说，肉类烹煮千万不要超过15分钟，像火锅的料理法，将薄薄的火锅肉片放进锅中涮一涮，熟了以后就可以吃了，不需要煮太久破坏肉的蛋白质。而且我们一般在煮肉的时候通常会加入葱蒜等调味，这也是大错特错。因为这些东西反而会让我们的身体容易上火，也因此身体本来在发炎的状况会持续发炎，情绪也会焦躁不安，晚上当然也睡不好觉。

"还有，以你目前的身体状况，鱼也是不可以吃的。"

啊？这个不能吃，那个要忌口，那我还有什么可以吃的呀？好险，邱老师开出了她的食谱建议，教我可以选用的食材，并且教我如何用中药材煮鸡汤。看着食谱上罗列的项目，唔……其实情况也没那么糟，以前不过是因为自己对食物有固定偏好和既定认知，一旦把眼界打开，其实可以吃的东西相当多。后来我才知道，当味觉回归到最原本的状态，吃，变成了相当简单的事，我们身体的需求其实也很简单。

照着老师指导的方法，我和老公展开了新的饮食之旅。刚开始当然有些不习惯，以前早上是喝豆浆，现在是喝鸡汤；以前是吐司夹蛋配生菜，现在是法国面包夹肉片，或者是烫青菜配白米饭，做起来并不复杂。而真正最不同的，是我肠胃不舒服的问题很明显地消失了，而因为身体暖和了，腹泻也消失了；晚上可以很自然地入眠，第二天早上醒来精神饱满，长时间工作也不会累，腰酸背痛的情形也不再发生。

除此之外，还有个小小的奖赏——我的体重减轻了几公斤，小腹变紧实了。看来，我不只找回了真正的健康，也可以放心地怀孕，准备孕育一个健康宝宝啰！

2.吵闹的睡眠

你一定在想"吵闹的睡眠"是什么意思。我身边碰到和认识的人当中，没有睡眠问题的反而是少数，大部分的人都会如下形容自己的睡眠状况。

"我很难入睡，躺在床上翻来覆去总要好久。"

"常常好不容易睡着，却又一下子就醒了，醒了就又睡不着了。"

"躺在床上就是无法控制地东想西想，根本无法停下来，我也没有办法控制。"

相信大家对于以上这些说法会觉得很熟悉，好像就在说自己一样，因为对许多人而言，睡眠本身已经变成一种压力而成为扰人的事情，所以才用"吵闹的睡眠"来形容。

我们先从了解影响睡眠的因素着手，然后再看看能够帮助自己什么。影响睡眠的原因很多，其中有三大成因是最常见的，那就是肝火、刺激神经的食物以及内在的情绪问题。

❶ 影响肝火的食物

许多我们平常不注意而吃到肚子里的食物，其实很轻易就会影响我们的睡眠。许多上班族必须成为外食族的处境是很值得同情的，因为大部分的外食环境都十分恶劣：到处充斥着味精、麻辣、香油及食品添加剂，更别提烹调方式多半都是高温油炸，高温烧烤、炭烤，高温烘焙以及高温快炒爆炒，在这些烹调方式下，外食族很容易吃进例如沙茶、咖喱、红葱头、红葱酥、麻油、姜母鸭、麻油鸡、羊肉炉、药炖排骨等上火的酱料和汤头。这些过度烹调、过度精致的美食文化，可一点都不美，它是导致我们先天体质上肝脏容易出现状况的原因。

容易上肝火的食物，列举如下。

坚果种子类	芝麻、花生、杏仁、核桃、开心果、南瓜子、葵花子、蚕豆、腰果、松子、夏威夷果仁、米浆（含花生）等 PS.因为要香，要酥脆，所以多半是高温拌炒或烘焙，容易上火
水果类	荔枝、龙眼、榴莲、樱桃等
饮料类	咖啡、市售黑糖姜母茶等

我们可以从自己的日常身体症状来判断是否有肝火的问题，譬如下面的症状。

①	早上起床眼睛有眼屎、干、酸、痒、长针眼
②	嘴巴破、口气臭
③	手脚以及脸的皮肤颜色暗沉，脸上长黑斑
④	皮下脂肪瘤
⑤	便色深、干、硬等

还有，如果情绪容易暴躁易怒、发无名火，就是代表你可能有肝火的问题啰。要想避免上肝火，就要先学会避免吃那些高温烹调的食物，以及先忌口相关的食物一段时间，然后再观察自己的身体是否还有相关的症状。

❷ 刺激神经的食物

每次提到"许多食物是容易刺激神经"的时候，我的咨询者往往都会有种感到不可思议的反应，这个部分确实可能是最多人不了解或者忽略的，而事实上只要是有睡眠困扰的人，最好能够避免吃刺激神经的食物，神经得要先安定，才可能有安稳的睡眠。

容易刺激神经而可能影响睡眠的食物如下表所列。

日常食物类	鲑鱼、黄豆制品、糯米制品、竹笋（包括笋丝、笋干）等
水果类	菠萝、芒果、龙眼、荔枝、水蜜桃、哈密瓜、香瓜等
蔬菜类	大白菜、小白菜、大黄瓜、小黄瓜、苦瓜、丝瓜、瓢瓜、冬瓜、芥菜、雪里红、白萝卜等
含有咖啡因的食物	巧克力、咖啡、浓茶、可乐、瓜拿纳（巴西可可）茶

❸ 情绪也该今日事今日毕

最后一项就是省视自己的睡眠习惯，大部分有睡眠问题的人，都习惯在睡觉时不愿认真睡觉，喜欢边睡边想着工作如何更上一层楼、要从哪里挤出钱来买LV新出的包包，不然就是把白天的烦恼困扰拿出来重新想一遍——久而久之躺下去之后越来越难以入睡，好不容易睡着了也是浅眠多梦，比没睡还累！

首先，调整自己思考明天该做事情的时间，不要在一天都结束后，躺在床上才开始想，而最好能在下班了准备回家前先整理好明天该做的事情。这样当你回到家，你只需要处理家中的事情和好好休息。

再来就是有太多人都觉得明明很困，但是躺在床上就是睡不着，并且越是叫自己不要东想西想，就越是会东想西想，于是我常听到有人跟我讲："我也没有办法控制我的脑袋，它就是会转个不停。"如果你真的什么方法都试过，就是没有用，那么我只能说，若你真的无法控制自己的大脑停止想事情，那么你起码应该想对自己有帮助的事情。

有一些我自己在过去有睡眠问题时，尝试过并且真的得到帮助的方法，提供给大家试试看。

当你准备睡觉时，呈大字形轻松躺着，作腹式呼吸，数息（吸气和吐气为一次，一边做一边数），慢慢呼吸，并且想象今天所有碰到的不愉快事情的感受，都随着吐出来的气一丝一丝地离开身体——吸气时，吸进来的是爱和所有的关怀。

如果反复做到10次，此时你还未睡着，就请你开始感谢自己的身体，把身体的每一个器官一样一样来感谢。譬如说：感谢我的头脑今天一整天帮我分析事情，大脑运作帮我处理生活上需要处理的事情，感谢眼睛帮我看这个世界美好的事物——一路感谢到脚。

很多人也许会怀疑这样的方式真的可以帮助自己入睡。但我相信，其实我们所有的思考和讲出来的话，我们的身体都感受得到。与其躺在那里思绪飘忽，不如好好跟自己的身体相处，不受打扰地好好感谢它为了让你活下来所做的努力和付出。

很多时候我们把失眠当成一种诅咒，但其实它可能是一种身体对你提出的抗议，它希望不被打扰地跟你相处，所以学着不要再把失眠当成一种诅咒，应该感激，你可以好好谢谢你的身体，这也就是所谓的正面思考的力量。

● 请让我好好睡上一觉吧

真人实例：拒绝吵闹的睡眠 I

姓名：孙慧慈（女）

年龄：30岁

职业：营销企划

主要调养重点：睡眠障碍、频梦、磨牙、脚肿胀

（以下为孙小姐自述）

让我的朋友们产生这么大的惊吓真的不是我的原意，因为我的改变太大了。其实我之前也是被Melody的改变给震慑了。Melody是我在业务上往来的朋友，所以我们并不是常常见面，但我们从上次相聚到下一次见面不过才隔了一个多月，她却完全像是变了一个人！容光焕发的神采，吹弹可破的肌肤，紧实匀称的体态，真的是太神奇了，即便是微整形也不可能塑造出这样的效果，而抽脂减肥更不可能在这么短的时间内恢复。这个魔法真的不可思议，而这个神奇的魔法师，就是带给我极大改变的邱老师！

在Melody向我叙述了她在邱老师那儿接受咨询的过程后，我就立刻联络邱老师安排咨询时间了。会这么迫切地想和邱老师见面，主要原因是我当时的身体状况着实让我很困扰。我有严重的睡眠问题，几乎每天都会做梦到天亮，早上爬不起床，总觉得自己根本整晚都没有休息到。而且老公常常会半夜吓醒——被我的严重磨牙声吓醒！为了这个问题我跑了好几趟医院，医师建议我晚上睡觉时戴齿模睡觉，可是几乎没什么效。还有中医师说我的水肿情况很严重，影响到了身体的代谢功能。那时候，我几乎每天一到下午脚就发胀，穿着鞋子很不舒服，走路就觉得疼痛。

基本上，我不算是个挑食的人，但我从小就很不爱吃肉，偏爱吃蔬菜水果，所以在饮食上其实挺好打发的。和邱老师见面后，她三令五申要我一定要习惯摄取肉类，特别是羊肉和猪肉。主要是因为我的体质偏寒，肉类有助于我祛除体内寒气。"肉类含有优质的蛋白质，你必须要靠蛋白质的摄取在你的体内转化成热能，才能驱使你的身体正常运作。还有米饭一定要吃，那是淀粉的重要来源。像你之前的吃法，热量和蛋白质几乎没有摄取到，但会造成身体变寒和水肿的食物却吃太多，然后你的身体又没有足够的能量去代谢，让水分积在体内，这样饮食失衡，当然会让你的身体生病。"

"可是蔬菜水果不是可以提供多种的维生素，这样对身体难道不好吗？"

"虽然你爱吃蔬果不是坏事，但并不是你特别爱某种食物就可以多吃。"邱老师完全颠覆了我的观念，"而且也不是所有的蔬菜水果你都可以吃。你的身体比较寒，所以寒性的蔬菜水果是不适合你吃的，比如说红薯叶、冬瓜、黄瓜之类的就比较寒，你一定要避免。"

所以一切恶果都是自己造成的啰。过去一直以为多吃蔬菜水果比较健康，再加上生活忙碌，所以我常常因为怕麻烦而大多用蔬菜水果果腹。譬如早餐，我通常都是一杯豆浆，外加春卷皮裹大量生菜。本来以为是超级健康的饮食，没想到却是带给我无穷祸患的灾星。

"还有，你的胃状况应该很不好吧？"老师看了看手上的数据，再对我察言观色了一番，"你应该会常常觉得肚子发胀，很不舒服才对。"

"呃……对！我都忘了跟老师提到这点了。老师，你怎么知道啊？"

邱老师对着我会心一笑，她一定在我的眼神中看见了我对她的赞叹。"从你的饮食习惯看来，你的胃不可能没事。"

原来又是饮食惹的祸。过去虽然常觉得胃不舒服但没放在心上，总以为这是现代人的文明病，就退一步和平共处好了，没想到其实是可以不需要这么折腾我的胃的。好吧，我知道，我得和我超爱的豆浆还有所有豆制品说再见了。

"还有糯米也不能吃，因为这会影响你的睡眠。尤其是晚上更不能吃这类东西。"邱老师又补了一枪！唉，我还剩什么可以吃啊！

好险，邱老师在提出饮食建议时，举出了很多选项，这让我稍稍安心了些。不过这样的饮食模式似乎很难在外食的情况下达成，所以我只能乖乖地在家自己煮。也是因为这个原因，那段时间，朋友每次邀约我吃饭，我都只能谢绝。想想看，蛋不能吃，黄豆类不能吃，牛奶不能喝，偏寒的蔬菜水果不能吃，玉米芋头不能吃，葱蒜不能吃，这就摆明了是大餐不能吃，下午茶也不能吃。因为外面的诱惑实在太多了，如果这时我还答应朋友的邀约，根本是和自己过不去，也给朋友添麻烦。

所以，当两个月后我以崭新的面貌出现在朋友的面前时，朋友们看到我的改变当然都惊声尖叫，大叹不可思议了。那时的我大概瘦了四五公斤，皮肤好得不得了，而且神采奕奕，完全不用任何化妆品修饰。那天的话题全围绕在我的身上打转，而且在散会之前，所有的朋友也都动作迅速地和邱老师安排了见面咨询的时间。

第二次再向邱老师咨询时，邱老师和我确认了目前的进展后，建议我要再胖一些。

"为什么？"我惊呼。虽然减重并不是我最初的本意，但身为女人怎么可能不和体重斤斤计较。"我觉得这样很好啊，而且我还想要再瘦一点呢！"

"体重不是重点。"邱老师的眼神充满了说服力，"体形才是重要的！也就是说，别人看到的是身形，而不是体重。"

邱老师说，身体需要靠肌肉的力量，如果体重过轻，肌力就不够。而且朝向身体健康的目标，身体要排除的是积在体内的过多水分，同时降低体脂肪，肌力充足，你才会呈现出更漂亮的身形。

虽然半信半疑，但邱老师的话绝对有根据，我决定照做。果然，一个月后，我的体重增加，但我却没有看起来更胖，反而体脂肪下降了，我的衣服裤子尺寸也小了一个尺寸！

至于我的睡眠障碍也在改变饮食习惯后大约3个星期出现了明显变化，我可以一觉睡到天明不被梦境骚扰，而且精神饱满，脚肿的情形也不再发生。我老公也因为我的磨牙状况消失无踪，再也不会半夜被我吵醒了。

● 靠饮食调整，我要活到一百二

真人实例：拒绝吵闹的睡眠 II

姓名：王逸安（女）

年龄：67岁

职业：公务员（已退休）

主要调养重点：睡眠差、肩膀僵硬、手脚冰冷、焦虑不安、心悸胸闷

（以下为王女士自述）

退休以后，我为自己安排了充实的退休生活，在医院当志工服务病人，在某基金会当志工帮有障碍的孩童喂饭，也在某个社会团

体接听电话听人诉说苦楚。除此之外，我和其他志工也常常交换心得，聊聊妈妈经、儿女经，听听别人怎么处理婆媳关系，如何照顾高龄父母。

像我这样一个60多岁的人，和先生共度退休后的生活，同时照顾高龄90多岁的老母亲，生活单纯而规律，孩子们也有自己的生活天地，一切都很美好。我一直是一个很注重健康的人，饮食也很简单，少油少盐，不太吃肉，所以我的体重都维持在标准范围，除了血压有些不稳定，平常也没什么病痛。有些同年纪的朋友会抱怨身体不灵光、体力不济、食欲不好什么的，这些状况我都没有。

当然，我会这么注重健康也是有原因的。我有高龄老母要照顾，这个担子没有健康的身体当然撑不住。同时我也认为把自己身体照顾好是为人父母者应有的基本态度。现在的年轻人生活压力大，面对社会的快速变迁，庞大的经济压力，如果还要照顾生病的父母，实在是太辛苦了。如果我没有顾好自己的健康，那我的孩子可就惨了！

既然身体状况还不错，为什么会去找邱老师咨询呢？主要原因是我们家的老三——我的幺儿。我的儿子是个室内设计师，工作忙碌的时候常常三餐不定时，熬夜苦撑更是免不了的，也因此年纪轻轻却是常常一脸倦容，肠胃消化不好，睡眠品质也很糟。因为儿子并没有和我们同住，我虽然很担心他，却也帮不上什么忙，只能苦口婆心地劝他要记得吃饭、别太晚睡觉。没想到一段时间没见，儿子回来陪我们三位老人家吃饭，我发现他居然变了。不只是整个人神采奕奕、容光焕发，身体也变结实了。有趣的是，在我张罗晚餐时，儿子特别提醒我他哪些食物不能吃，哪些食物必须怎么料理他才能吃。我本来就是个在乎饮食健康的人，既然儿子的改变是因为饮食而起，我当然听话照做。

在晚餐时我们聊了很多，儿子叙述了他接受邱老师咨询的过程，同时也因为饮食的改变让他原来困扰许久的很多身体问题都改善了。然后他问我："妈，我也帮你向邱老师预约咨询好不好？"

"有这个必要吗？我的身体状况还不错啊！"老实说，看见儿子这个也不能吃，那个也不能尝，我心里很犹豫。没错，我是很注重健康的人，可是万一和邱老师咨询过后，发现我什么东西都不能吃的话，那人生也未免太苦闷了。

"你不是老说你睡不好吗？而且你最近也常说你的记忆力越来越差了。"儿子很认真地注视着我，"也许咨询过后，你只要稍微调整你的饮食就好了，你就试试看嘛！""嗯……"其实我心里也充满了好奇，我虽然知道饮食对于健康的重要，可是光靠饮食就能够让健康改善，真的让我挺想了解邱老师是如何办到的。"好吧，你帮我预约吧！"

和邱老师见面后，她要求我仔细地回答她问卷上所列的问题，然后在咨询的过程中，我才发现其实我的状况好像不只是我所认为的"除了血压有些不稳定，平常也没什么病痛"这么简单。当然，毛病不是很大，但其实困扰不少。主要是因为有些年纪了，很多的不舒适是在自然情况下慢慢发生，慢慢适应的，然后就不以为意，习惯了这样的困扰。

仔细想想，对耶，我除了睡不好，肩膀好像也常觉得僵硬，手脚会冰冷，不自觉地焦虑、不安，偶尔会心悸、心口闷。原来毛病不算少啊！以前一直以为是因为我是个做事仔细、要求完美的人，所以心理影响了生理，才会造成这些现象，但邱老师告诉我，心理会影响生理，但错误的饮食习惯也会造成生理不适进而影响心理。而且我的体质虚寒，很多寒性的食材根本不能碰。

既然做了咨询，也确实发现了许多需要改善的问题，我当然听话照做。邱老师说我四条腿的动物除了羊肉以外其他都不能吃（一段时间后又加上了可以吃适量猪肉，两条腿动物的肉暂时统统都不能碰），因为我胃的状况长期不好。这对我倒还好，我对于肉类本来就没有特别偏好，这我做得到。

　　不吃蛋也没问题，我本来就不太吃蛋。葱、蒜不可以吃——有点困难但可以接受。但是面食完全不能碰实在让我很为难（因为发酵类的食物也可能会让我的胃不舒服或胀气），我很爱面食；虽然不会特别排斥米饭，但我几乎每天晚餐都是以面食为主，面、馒头、包子都是我的最爱。所以，刚开始确实有段辛苦的过程，我到传统市场买羊肉片、猪绞肉做成肉丸子；面食摊一律避开，以免刺激欲望。挑青菜也有禁忌，偏寒的绝对不可以吃，像我本来非常喜欢吃红薯叶，但邱老师说红薯叶太寒，我也只能忌口。

　　不过，要怎么收获先怎么栽，短短一个月我就清楚地感受到身体状况的改善。原本困扰我的睡眠问题消失了，晚上不再睡不好，一觉到天明让我开心不已，心情也变得稳定许多。这让我更有信心，也更努力持续坚持这样的饮食方式，精神状况也越来越好了。

每次我们这些志工朋友聊天，聊到生命的话题，我总说我要活到120岁。别人都觉得诧异不已，问我活那么久干什么，那多辛苦呀！我总回答，因为我热爱生命，而且生命这般美好，我当然要活到120岁。现在，经过邱老师的指导和饮食观念的改变，我不仅可以朝120岁迈进，而且是健康地活到120岁！

3.谁说过敏就一定不会好

近几年来过敏人数节节升高，尤其近15年来过敏性鼻炎和异位性皮炎都已经成倍数增长，甚至有医学报告指出，每4个人中至少就有1个人曾经得过过敏性鼻炎。

❶过敏体质先问自己是否嗜吃寒性食物

体质太寒的原因多半与饮食习惯有关，如果你是一个很爱吃寒性食物的人，就容易体质偏寒。基本上以食物的属性来分，蔬菜水果都是寒性的，蛋白质是温暖的，淀粉和水是中性的。而寒性食物又分为比较不寒的根茎花果类，与比较寒的叶菜瓜类。

先了解哪些食物是属于比较寒性的食物，然后检视自己是否因为嗜吃而常常吃，包括大白菜、小白菜、大黄瓜、小黄瓜、苦瓜、丝瓜、瓢瓜、冬瓜、红薯叶、芥菜、雪里红、白萝卜等寒性食物，以及生菜色拉、生鱼片等生食，另外当然还有冰品类等等。上述的这些食物都可能会让身体的属性越来越寒。

如果你特别爱吃寒性的食物，又有过敏的问题，你可能就要考虑先暂时告别这些东西，等到身体调整好了，再让自己偶尔解解馋，而不要再放纵地餐餐吃、天天吃。

❷ 鼻子过敏与皮肤过敏该避吃的食物

有可能引起鼻子过敏的食物，有葱、四季豆，以及柑橘类水果（包括橘子、橙子、柠檬、金橘、葡萄柚、柚子）等。

可能引起皮肤过敏的原因，则跟上肝火、肝脏解毒功能不良、体质太寒以及食物引起的过敏有关。肝火有两种，外火和内火。外火多半是吃进去的食物造成的，而内火则跟情绪以及生活习惯有关。

要分辨容易造成外火的食物挺容易的，因为大部分的人都有哪些东西吃了会上火的概念，只是你没有注意到自己其实是爱吃这些食物的。

日常食物类	麻辣、食品添加剂、高温油炸、高温烧烤、炭烤、高温烘焙、高温快炒爆炒、沙茶、咖喱、红葱头、红葱酥、麻油、香油、姜母鸭、麻油鸡、羊肉炉、药炖排骨等
坚果种子类	芝麻、花生、杏仁、核桃、开心果、南瓜子、葵花子、蚕豆、腰果、松子、夏威夷果仁、米浆（含花生）等
水果类	荔枝、龙眼、榴莲、樱桃等
饮料类	咖啡、市售黑糖姜母茶（若老姜不去皮会上火）
内火的原因	情绪压抑、晚睡

● 大痛小病不再来，挥别过敏体质

真人实例：摆脱过敏体质 I

姓名：**周湘琦（女）**

年龄：**43岁**

职业：**出版社总编辑**

主要调养重点：**体虚多病、鼻过敏、易怒**

（以下为周女士自述）

从小就很容易感冒，我妈妈甚至很爱提起当年我因为太常跑医院，以至于医生一看到我会自动把医疗费打八折（当年没有健保，一切自费，打八折是可以省下很多钱的）。看病看到医生会打折，可以证明我有多容易生病。

因为生病是家常便饭，早就习以为常，所以也不感觉有什么特别的困扰，一向没有把健康当作需要特别注意的事情，甚至认为那是老人才会强调的话题。不管是长辈还是朋友劝我要早睡早起、定时吃饭、吃健康的食物等等，我都视为唠叨和啰嗦，左耳进，右耳出，毫不在乎。

另一个从小困扰我的问题，就是打喷嚏，每到冬天，早上起床二三十个喷嚏地打，人还没醒，就头昏脑涨起来。

凡事皆有机缘，就在一年前，我的生病频率变本加厉。从前可能是每逢流行性感冒来袭，我必插上一脚，而每次感冒可能持续十天到两个礼拜，但后来演变成，只要睡眠不足、压力较大，我也会感冒，而且常常拖了一个月也不好，再加上气喘，我的日子没有一天是觉得舒坦的。

病得心力交瘁，工作压力又火上浇油，就在我处在一种内外煎熬状态，因为谈Jolin的书而认识了邱老师。有一天我咳嗽到死去活来，我的老板韩嵩龄从我身边走过，忍不住说："你就找邱老师看看呀，你这样一直病也不是办法。"一方面军令如山，另一方面我也实在是病得每天睁开眼睛第一个念头就是"我到底什么时候要死"，或者"地球为什么还不爆炸"之类的极端悲观情绪。我暗忖，既然地球没有爆炸，我也死不了，这样活着实在太痛苦，也许老天一直在给我message，让我在这时候认识邱老师，不如死马当活马医，去找邱老师咨询一下吧。

因为Jolin的关系，我跟邱老师之前已碰过几次面，对她的印象只觉得她皮肤白皙、身材结实，有点儿严肃却又很亲切，但几次见面之后越聊越投机，尤其她讲到一些我们现代人习惯用脑袋控制身体，而不去倾听身体告诉我们什么之类的道理，让我深觉值得好好思考。她告诉我："身体健康的人心情比较容易保持愉快，你想想看，如果你身上头痛、背痛、腰酸，走起路来脚有千斤重，这个时候如果有个人跟你擦身而过撞了你一下，你一定会气得要命；但相反的，如果你心情愉快，身体没有任何不舒服，人家不小心撞你一下，你就会觉得没有关系而一笑置之。"这段话真是说到我心坎上了，因为一直以来，我个人的形象上是贴着"坏脾气"标签的，唯有一次跟着我工作多年的同事脚扭伤了，她突然很有感触地对我说："我发现其实你的脾气真的很好，因为我身体才几天因为脚伤不舒服，我就一直发脾气，你每天身体都不舒服，却才偶尔发脾气。"这种体己话，还真是听得我想哭。

但是邱老师告诉我，只要适当地调养身体，其实包括没耐性、易怒之类的个性，也会得到改善。要知道邱老师的咨询，第一次要花3个小时，对于没有耐性的我可是一大挑战，但我左思右想，如果真的能让我脾气变好，为什么不试试。

咨询那天，前面三分之一的时间，用在了解我身体所有的不舒服症状有哪些，以及了解造成这些状况的原因可能各是些什么。当时的我，也分不清是长期服用感冒药的关系还是怎么着，整张脸浮肿得很厉害，邱老师说："你若乖乖地照着做，脸就一定会小一圈。"接着邱老师开始就造成我那些问题的心理因素问了我一些问题，我很坦诚地将我人生当中所面对的困境跟邱老师说，她就是有那种让人信任的特质。说完之后，邱老师给了我许多转换角度看待事情的建议，这当中有许多观点让我有种豁然开朗的感觉。

咨询结束后回家仔细看了一遍记录下来的各种症状以及该吃什么、暂时忌口什么，想说就来试3个月吧。反正邱老师调养身体的方式并没有任何内服的药物，就算没有效果，我也不会有什么损失。第一个月，我意外地瘦了3公斤，我问邱老师原因，邱老师说我当初去找她时就是水肿问题，所以代表我的身体有在排废水。然后一转眼4个月过去，某天朋友问我看邱老师的效果如何，我回首发觉这4个月来，我完全没有再感冒过，对一个两三年来不断感冒的人而言，光是这点就足以让我觉得邱老师真的很神奇。而早上起床不再打喷嚏，更是让我有如获新生的感觉。

然后我还有另一项获得非常大改善的部分就是易怒的个性，我就是那样不知不觉地减少了发脾气的概率，而且降低到让我身边朋友都叹为观止的地步，常常在我叙述我发生的事件时，朋友们会惊讶地瞪大眼珠问："你没发脾气骂人？"我很茫然地摇摇头反问："这有什么好发脾气的啊？"朋友就会说："你脾气怎么变得这么好？"原因是他们以我的常态来推断，在那些状况下，我一定会发脾气，但从我的叙述中他们却发现我没有，这让他们觉得不可思议，也因此我的朋友基于成为间接受惠者（变得很少被骂），而也感激起邱老师啦！

　　我必须承认，要完全百分之百做到邱老师的养生准则，其实并不容易，许多人可能觉得要忌口自己爱吃的食物是件痛苦的事情，我倒没有这方面的困扰，可能是邱老师"种"了一棵苗在我心里，因为咨询时她对我说："你要告诉自己，我的空虚不需要用吃来填补。"我是个好强的人，尤其对于自己心灵上的富足是相当要求的，因此我就会想："呸，我哪需要用吃来填补空虚。"但我的困扰来自我是个外食族，要每一餐都告诉餐厅的人："一个韩式拌饭，不加蛋，不要黄豆芽，不要黄瓜，不要加酱……"我实在没有勇气以及那么勤劳。我只会重点式地选择避免可能影响我过敏以及上火的主要食物，但其实，这是我自己的搪塞借口，因此我还是有些症状无法达到邱老师要求的状态。

像是不久前我的气喘大发，邱老师知道后质疑我有没有吃什么不该吃的东西，坦白说，我自己认为不该吃的是真的没有吃；但邱老师认为不该吃的，我大概只有做到百分之四十，对于那些无法改善的问题，我心里很清楚是自己的努力不够。但即便我只做到百分之四十，我的健康还是得到很大的进步，像是精神比较好、身体不再有那么多小病痛，心情自然也就比较好，很少再感冒，说真的，我已经很满足了！毕竟我不是Jolin，没有那种为求美丽而屹立不摇的决心。

能够认识邱老师，我依然相信是某种奇妙的机缘，邱老师改善了我的身体和坏脾气，她的养生使命便是我的福气，哈哈。（希望邱老师不要祝福我"心宽体胖"，哈哈）

● 黑白人生靠吃就能变彩色的

真人实例：摆脱过敏体质 II

姓名：刘先生

年龄：30岁

职业：科技业

主要调养重点：湿疹、鼻过敏、睡眠差、体力不济

（以下为刘先生自述）

我的生活单纯，作息正常，每天就是上班下班。因为工作挺忙，所以也没太多的休闲活动。主要原因也可能是工作太累，所以精神压力很大，每天过中午就累了，下午精神不济，晚上回到家也就累瘫了。

除了这样，我自己的身体状况本来就不太好，从小就困扰着我的鼻过敏经常让我喷嚏不断，气候变换也会让我的鼻子很不好过。另外一个让我头痛不已的问题是湿疹，每到换季，红红的小疹子就争相冒头，瘙痒难耐，我常忍不住抓到皮肤红肿，一条条的抓痕，不知情的人还以为是家暴呢！

我和我老婆都有胃不舒服的毛病，我想应该是工作压力大吧，现代人不都这样吗。但是，这样的生活质量真的很糟，我们夫妻俩还没小孩，现在就已经是这样过日子，有了小孩后呢？这样的体力如何兼顾工作和家庭呢？

后来老婆和我讨论要不要去找邱老师咨询，一方面是湿疹和体力差、睡眠质量不好真的让我很困扰，另一方面是我和老婆正计划怀孕，但如果照我俩目前这样的身体状况，我们也很担心如果怀孕会不会影响小宝宝未来的健康。邱老师是通过老婆的好朋友介绍的，她的好朋友我也很熟，我们夫妻俩清楚地看到这位朋友经由邱老师的指导在身体上呈现的改变，因此也很期待经过邱老师的咨询指导后，可以让我们的人生从此由黑白变成彩色。

当我向邱老师提到深深困扰我的鼻过敏和湿疹时，邱老师告诉我，通常鼻子过敏的人，主要原因是因为体质太寒，此外也有很多人是因为食物而引起的过敏。而体质会太寒，其实根源也在于饮食习惯，如果我们长期摄取过多的寒性食物，如白菜、黄瓜、苦瓜、冬瓜，还有芥菜、白萝卜、生菜色拉、生鱼片、冰品等等，都会让身体越来越寒。

通常会引发鼻子过敏的食物也一定要避免，像是葱、四季豆，还有柑橘类水果等等。而皮肤过敏的原因，通常都是因为肝火旺盛、肝脏解毒功能变差，体质太寒和食物引起的过敏也是原因之一。

提到肝火，邱老师还特别说明，导致肝火旺盛的原因不只是食物造成的，因为肝火可分为外火和内火，外火通常是我们吃进不对的食物造成的，而内火则跟情绪及生活习惯有关。然后邱老师还举了很多会引起外火的食物，我记得有麻辣的食物啦，高温油炸、烧烤以及高温快炒的啦，还有沙茶、咖喱、麻油等等。还有像坚果类的芝麻、花生、开心果啊，都会促成外火上升。

说真的，其实我当初越听越糊涂，虽然邱老师说得很有道理，但是这么多的饮食禁忌，我们到底要怎么吃才会吃对啊！而且糟糕的是，经过邱老师的分析，才发现我们之前习惯的饮食（包括我们自以为吃得很健康的饮食），原来统统是错的，也正是因为这些饮食习惯才造成我目前身体的惨状。

"你们夫妻俩的体质都偏寒，所以我交代的这些食物都是要避免的。还有蛋、牛奶、黄豆类制品对你们的体质来说都是过敏原，你们也不能吃哦！"邱老师望着我们，眼神非常坚定。

"那……我们到底还有什么东西可以吃啊？"我看到老婆脸上神情充满了错愕和焦虑，我猜我的表情也不遑多让。

"很多东西可以吃啊！"邱老师摊开了她的食谱建议，"重点是吃对食物。"

"那……零食可以吃吗？"我们夫妻俩都还蛮爱吃零食的，工作累了回到家，吃点零食配电视是唯一可怜的享受。

"你觉得呢？"邱老师反问。

"呃……哦！"看来当然是不行了。我可怜的消遣啊！

"其实你们不用这么担心。"邱老师鼓励我们夫妻，"刚开始实行这样的饮食计划也许不太习惯，能做到一百分当然最好，可是如果做不到也不用太自责，只要朝目标努力，慢慢习惯了，就算零食放在你们的面前，你们也不会想吃，因为你们的身体会很自然地选择对你们好的食物。"

"咦？这么神哦？"虽然有点半信半疑，不过既然抱着决心要找回健康的身体，当然就应该贯彻邱老师教我们的饮食计划。

因此，我们夫妻回到家的第一件事就是清冰箱，把可以吃的和不可以吃的分类，能吃的留下来，不能吃的就送给别人吃。

下一件事就是出发寻找我们可以吃的面包。为什么要找可以吃的面包？因为邱老师说蛋对我来说是过敏原，而大部分的面包其实都是蛋制品，我们问了一家又一家，要找出没有加蛋制作的面包，有些店员搞不清楚还得请出面包师傅给我们答案。当然，皇天不负苦心人，终于让我们找到了不加蛋的吐司，也找到了好吃的法国面包呢!

早餐解决了，中餐就由老婆帮我准备便当。如果前一天老婆来不及准备，那也没关系，公司的自助餐一样可以让我饱餐一顿，只要过滤掉不适合的食物，太油的食物我就准备一碗开水，把食物过水了再吃。同事们看到我这样把菜肴过油再吃，一开始觉得有点夸张，但当他们发现被我过过水的碗中浮满了厚厚的一层油，也开始有样学样。

　　依照邱老师的摄取建议，才不到一个月，我就发现我减轻了5公斤。真的不夸张，一个月减了5公斤哎！后来邱老师告诉我，其实我减去的都是水分，因为我是水肿体质，虽然看起来不胖，但是多少还是给人"大只"的印象，因为身体变暖了，水分渐渐排除，基础代谢率提高，体重当然减轻了。水分持续排除的结果，我总共消掉了10多公斤的体重，身材也变得更好了。最重要的是我的湿疹自动消失，我的身体不再有抓痕，而且体力也变好，每天工作完回到家依旧精力旺盛。最近的好消息是，老婆怀孕了，我准备当爸爸了。当然，下一步就是再去请教邱老师，好好地为老婆在怀孕期间做调理，准备迎接健康宝宝的诞生！

4.一肚子的××，你心情怎么可能会好

可不要害羞或者忽略这个每天都该进行的活动——排便。首先我们应该养成每天在一个固定的时间来妥善处理这件事情，并且要多看它两眼，观察它的颜色、形状和软硬的程度。

我碰过的咨询对象，十之八九都有排便上的问题，尤其是便秘更是许多上班族共同的心头之痛，我有个咨询对象就跟我说："你不知道每天一肚子的××真的让人很不舒服，心情也会跟着'结归球'！"想要解决这种"牵肠挂肚"的问题，就得要先"消火"，也就是先解决关于肝火以及肠火的问题。因为在生理上可能造成排便不顺的原因多半是上火（包括肝火与肠火），再就是心脏无力、肠子蠕动过慢造成没有便意，或有便意却排不出来。

❶ 避免内火外火一起烧

关于肝火的内火与外火区别，在前面已经提过，因此依旧是先要提醒自己，不要常常吃容易引起肝火的食物。外火是外在吃进体内的食物所造成的，例如嗜吃下列食物。

易上外火的日常食物类	麻辣、香油及食品添加剂、高温油炸、高温烧烤、炭烤、高温烘焙、高温快炒爆炒、沙茶、咖喱、红葱头、红葱酥、麻油、姜母鸭、麻油鸡、羊肉炉、药炖排骨等
坚果种子类	芝麻、花生、杏仁、核桃、开心果、南瓜子、葵花子、蚕豆、腰果、松子、夏威夷果仁、米浆（含花生）等
水果类	荔枝、龙眼、榴莲、樱桃等
饮料类	咖啡、市售黑糖姜母茶（若老姜不去皮会上火）

引起内火的原因则是因为情绪压抑、晚睡。因此要解决肝火的问题，除了避吃上火的食物之外，要记得养成对自己好的生活习惯，以及照顾自己的情绪。

❷ 肠火的辨别方式与避吃的食物

我的咨询对象好像多半对肠火比较没有概念，因此在这里先让大家知道，上肠火的症状一般会是些什么。你自己也可以检视是否因为肠火问题而造成排便不顺。

判断上肠火的症状要先从观察自己的排便物做起，是否有下面的情形。

羊屎便	形状是一小颗一小颗的，色深，臭，黏
脸部皮肤	嘴唇干、脱皮，下唇红
全身皮肤	手上易长老人斑，小腿下半截至脚踝的皮肤粗糙干燥，长斑和小红点

如果你有以上所述的症状，代表肠子中的腐败菌多，也就是毒素比较多，那么你就该避吃可能上肠火的食物，如下表所述。

蛋类制品	鸡蛋、鹌鹑蛋、鸭蛋、皮蛋、咸蛋、铁蛋、蛋糕、蛋卷、蛋饼、泡芙、布丁、茶碗蒸、美乃滋、铜锣烧、牛轧糖、蛋黄酥、蛋蜜汁、凤梨酥、含蛋的饼干面包等西点
蒜类	蒜头、蒜苗、韭菜（包括韭黄）
虾子	虾子（包括虾米）

❸ 心脏无力和肠子蠕动过慢，可是 牵一发而动全身的

长期优质蛋白及淀粉类食物摄取不足有可能是造成心脏无力、肠子蠕动过慢的原因。心脏无力，肠子蠕动就会变慢，肠子蠕动变慢，我们吃进肚子里的食物就会积好几天才慢慢蠕动到直肠，然后你才会感觉有便意。许多长期减肥的人最容易有便秘的状况，就是因为缺乏心脏主要需要的优质蛋白及淀粉。

另外，便秘的原因还有一种可能，就是对鱼和贝壳类的海鲜过敏。可以仔细记录是否在吃过鱼或者贝壳类的海鲜后容易有便秘的状况发生。

除了排不出来的问题之外，关于便便的困扰还有另一种，就是容易拉肚子。

容易拉肚子跟体质太寒也有关系，这类型的人可能一天上大号一次以上，第一次可能成形但偏软，第二次就开始不成形，到了第三次可能就拉水了。若是这样你可以看看身上是否有明显的水肿现象。

这种状况，有一些人是因胃肠蠕动太快，而有肠躁，有可能是严重缺钙（因为钙可以安定神经）；另外一种原因则是肠子慢性发炎，只要吃到一点点不干净的东西就会拉肚子，而嗜吃刺激性的食物，如麻辣等也会刺激肠子蠕动过快而导致腹泻。

最后，总还是跟情绪有关，过度焦虑与紧张也会造成拉肚子，所以我们真的要由内而外地关心照顾自己，才能解决这"牵肠挂肚"的困扰。

● 良好的体力耐力，让我保持最佳状态

真人实例：搞定腹泻与便秘

> **姓名：翁子琁（女）**
>
> **年龄：31岁**
>
> **职业：高尔夫球运动员**
>
> **主要调养重点：胃胀腹泻、体力不够、专注力不够**

（以下为翁小姐自述）

邱老师带给我的改变真的非常大！当初会去找邱老师咨询，主要是因为有感于现在的运动员竞争越来越激烈，要求标准也越来越严格，希望借由邱老师的指导能够帮助我提升体力耐力。

我是一个职业高尔夫球选手，邱老师之前曾经指导过另一位同样在打高尔夫球的朋友，看到朋友在邱老师指导下产生的改变我觉得很惊讶，细问之下才知道只不过是饮食上的改变，居然可以有这么大的效果。

对一个高尔夫球选手而言，身体的状况对于球赛的进行有很大的影响，而且一场赛事进行的时间非常长，如果体力不够，专注力不够，只要一个小缺失，都会造成结果极大的差异。

我的肠胃状况很不好，这也是让我很头痛的问题。平常不管是吃饱还是肚子饿都会觉得胃很胀很不舒服，还会不停打嗝。这情形让我很困扰，即便我的打球技巧再好，每每在比赛进行时，这些症状就会让我很难发挥专注力，影响成绩，造成我相当大的困扰。再加上不知道是否因为面对比赛的压力很大，我每次遇到比赛时都几乎会拉肚子，这更惨，不管我怎么补充体力，肚子一拉，体力全没了，让我非常懊恼。

和邱老师见面后，我发现原来长期错误的饮食模式，真正带给我的影响远远不只是我所看到的那么简单。譬如我的肠胃状况不好、容易拉肚子，其实就是因为我的肠胃本来就很敏感，偏偏我又老是吃让我的肠胃会过敏的食物，结果当然很惨。而且摄取偏寒的食物加上面对比赛压力，当然是每遇赛事必定拉肚子。

最让我讶异的是，身为运动选手，过去我一直认为是对我身体有帮助、可以增加我的体力和专注力的食物，竟然是造成我无法好好比赛的最大元凶！过去我为了能够让自己有好体力，几乎每天一定会吃蛋，喝牛奶或豆浆，没想到这些食物对我来说统统是不对的。

"可是蛋不是很好的精力来源吗？牛奶豆浆不是最营养的食物吗？"这真的让我傻眼，有点无法接受。

在邱老师的解说下，我仔细回想，每次胃胀得难受的时候，这些类型的食物好像确实出现在我的饮食菜单里。

原来就是这些食物造成我每天胃不舒服呀！而我过去总认为肉要少吃，多吃青菜水果，这样才能拥有好身材，没想到这也是自以为是、大错特错的观念。

"这样也不对吗？电视广告不是每天都在说什么健康五蔬果之类的，不是要多吃蔬菜水果比较好吗？还有那些什么高血脂、心血管疾病，不都是因为爱吃肉造成的吗？"

老天！原来蔬果可以吃，但不是百无禁忌地吃；像我体质偏寒，常常手脚冰冷，如果吃进了偏寒的蔬果，反而会让自己的身体更寒，连带身体五脏六腑都会受到影响。至于肉类，邱老师强调肉类是最好的蛋白质来源，而且四只脚的胜过两只脚的，两只脚的胜过没有脚的。一般所谓高血脂、心血管疾病，往往都是因为摄取肉类过量，但摄取的不是优质蛋白质。因为我们大部分人在烹调食物时往往都烹煮过头，不是把肉煮得太久，就是温度太高、太油、太咸，结果把原本的蛋白质营养变成了废物，食物变成毒药，把毒药吃下肚，当然是要生病了。

此外，我还发现我每天晚上很难入睡也是吃错食物的结果。还有我很容易不耐烦，居然也是因为没有吃对食物。

哈！我过去一直以为晚上难入睡是因为我心事太多，压力太大，才会辗转难眠，没想到原因竟然完全出乎意料。我也总觉得自己这么容易不耐烦是因为自己天生个性所致，其实根本是生理影响心理。

邱老师建议我每天一定要吃到足够的量，不管是青菜、肉类、米饭，都要吃，而且最好早餐也是这样吃，至于其他不能吃的食物一定要避免。这其实稍微有点难度，因为我职业的关系，比赛常常南征北战，自己在家动手做饭的机会其实不太多。还好和我同行的好友也一起接受邱老师的咨询，虽然我们两人的饮食禁忌有些不同，但彼此鼓励，彼此打气，改变饮食习惯的动力也就变强了。

基本上，我让自己的饮食尽量单纯，这样烹调起来比较不费力；所以通常我早上就是一碗青菜、一碗肉，全部都是水煮，而且都只煮几分钟，熟了就离火，再外加半碗白米饭。

如果是外食的情况，我就选择不加蛋的三明治或是贝果、法国面包等等。反正就是依照邱老师的指示，方便的话就用小火锅涮肉、涮青菜配白米饭，谢绝葱、蒜、蛋，沙茶酱不碰，佐点清酱油就很美味了。如果没有火锅可以选择，那也没关系，自助餐的料理过水后一样可以饱餐一顿。

我必须说，这真的很神奇，这样的饮食改变不到一个星期我就感受到效果。我可以感觉到每天早起变得比较有精神了，白天变得很有活力，不像过去动不动就累了，只能靠意志力硬撑。还有情绪也变得稳定多了，不会再动不动就不耐烦。接着，我的脸变小了，身上的肉变得更紧实。更棒的是，皮肤变得越来越好。

身为高尔夫球选手，几乎每天都要面对无情的风吹、日晒、雨淋，十个高尔夫球选手就十个皮肤有问题，这是职业使然，谁都逃不过，没想到其实只要简单的饮食改变，居然就让皮肤回归最佳状态。看来当初怨天怨地怨大自然是错怪，其实真正的根本是人祸，就是我们自己吃错食物荼毒自己，却怪风，怪雨，怪太阳。

现在的我，一直让自己保持最佳状态，不管是练习还是比赛，我都有足够的体力和耐力面对，也有绝对的专注力打出最好的成绩。

5. 你是被水撑胖的，还是真的胖

早上起床看见一张浮肿的面孔，的确很令人沮丧。莫名地脸就大了一圈，且是泡泡的感觉，看起来立刻老了3岁，谁能不呼天抢地。

尤其碰到人家一句"你是不是最近胖了"，更是生命中无法承受之关心，怎不令人捶心肝！

而许多上班族在经过一整天久坐办公室或者是站了数小时之后，小腿和脚也会肿胀不舒服，这些水肿的状况，不单只是许多女生的困扰，其实很多男生也一样有这样的烦恼。

很多人会问："那我们要怎么分辨自己究竟是水肿还是真的肥胖？"一般来讲，水肿型的肥胖身体会泡泡的，肌肉摸起来软软的，像吐司泡在水里那样，而正常的肌肉摸起来应该是QQ的、紧实而有弹性。所以你可以自己摸摸看身上的肉究竟是哪一种触感。

一般人可能会认为胖就是胖，殊不知胖的部位不一样，形成的原因也不一样，所以在调整身体的时候，针对的方式也就会不一样。大致上来说肥胖可以分为五种类型：水肿型肥胖、脂肪型肥胖、下半身肥胖、中广型肥胖和下腹部及大腿肥胖。

　　通常在调整肥胖问题的时候，我会建议先消水肿，等水肿消除后，接着才是真正要对付的脂肪。所以我们就先来了解如何把让你浮肿的元凶找出来。

❶ 水肿型肥胖

水肿的成因绝大部分是寒性食物吃太多使体质太寒，以及优质蛋白摄取不足造成心脏、肾脏功能不良而影响基础代谢率变差，体内多余的水分无法排掉；还有一点就是你实际上摄取的水分是否足够而又不会过量。

要想改善容易水肿的体质，就得针对这四大点来下手：一、忌口上火的食物；二、少吃会造成体质偏寒的食物；三、尽量避免生食；四、避吃冰品。

上火的食物包括：

坚果种子类	芝麻、花生、杏仁、核桃、开心果、南瓜子、葵花子、蚕豆、腰果、松子、夏威夷果仁、米浆（含花生）等
水果类	荔枝、龙眼、榴莲、樱桃等
饮料类	咖啡、市售黑糖姜母茶

造成体质太寒的寒性食物包括：

寒性食物（蔬菜类）	大白菜、小白菜、大黄瓜、小黄瓜、苦瓜、丝瓜、瓢瓜、冬瓜、芥菜、雪里红、白萝卜、生菜色拉等
寒性食物（其他类）	生鱼片等生食、冰品之类

以上食物都可能会让身体的属性越来越寒。关于水分的摄取方面，正常人从早上起床到晚上9点以前，冬天建议摄取1800mL液体（包括喝汤、喝饮料等全部的水分），夏天则建议摄取2000mL液体，晚上9点以后则应该克制饮水量，觉得渴时将一口水含在口中，过一会儿再慢慢吞下去。

要记得摄取优质的蛋白质，相信大部分的人应该知道蛋白质有五大类：鱼、肉、豆、蛋、奶，摄取蛋白质时，要注意尽量不要高温烹调超过15～20分钟，以免变成劣质蛋白（也就是身体酸毒的由来）。另外可以多泡澡和泡脚（高血压、心血管疾病、糖尿病患者不适用）来促进血液循环，帮助新陈代谢。

吃到自然瘦
——天王天后养生顾问的择食之道

Healthy recipes

● **消除水肿的小妙方：温姜汁**

◎材料

老姜1斤。

◎做法

① 老姜刷洗干净后去皮，切成小块。

② 放入榨汁机中，加入刚没过姜块的水打成姜汁。

③ 把刚打出的姜汁里的渣滤掉，然后以大火煮滚，放冷后装入玻璃瓶。

◎吃法

每天早上起床一汤匙姜汁加一茶匙果寡糖，再加50～100mL热开水，空腹饮用。（胃溃疡、胃发炎时先暂时停用；女性经血量过多者，经期停用）

PS.这款温姜汁对皮肤和鼻子过敏也有帮助。

❷ 脂肪型肥胖

一般外表看起来有肥胖感的人，建议在瘦身的过程中，分阶段进行，先把水肿消掉，2～3个月的时间内感觉身体的肌肉有较紧实的感觉，表示应该已经瘦了一大圈，剩下来的，才是真正要对付的脂肪。

这时候我们就要观察每个人脂肪堆积的部位，每个人都不相同。如果说脂肪堆积的部位在手臂、肩背，我们会先建议忌口蛋类制品一段时间，认真摄取优质蛋白、喝红豆茯苓莲子汤。如果想要更快速地让身体瘦下来，可以借由局部推脂的方式来帮忙得到效果。

如果是腰部肥胖，就要先忌口上肝火的食物，注意负面情绪的调整，以及不要熬夜。再配合局部推脂就可以很快地瘦下来。

❸ 下半身肥胖

很多东方人都属于所谓的梨形身材，也就是下半身肥胖型。而这种类型的肥胖要如何来调整呢？

和水肿一样要先忌口寒性食物、冰品、生食一段时间，并且配合每天早上起床先喝姜汁（请参考P132温姜汁的做法及用法），然后可将红豆茯苓莲子汤当做点心吃，再配合泡澡或泡脚来加强新陈代谢。

泡澡的时候水深最好以不超过心脏为原则，肩部注意保暖（可以泼热水或盖毛巾）；水温以脚放进去不会刺痛为原则，泡15～20分钟。泡完澡擦干身体后，先穿上吸汗的浴袍或棉质衣服，因为通常泡完澡之后我们的身体会持续发汗10～15分钟，此时要特别注意不要吹风，所以最好等发完汗后再换上一般衣服。

泡脚的方法则是水温以脚放进去不会刺痛，水位到小腿的一半或膝盖以下为原则，泡15～20分钟，但是女生若经血量大，就不建议在经期泡脚。另外还有一个一般性原则：有心血管疾病、高血压、糖尿病的人，不建议泡澡和泡脚。

● 打击水肿的好帮手：红豆茯苓莲子汤

◎材料

红豆一杯半（以量杯测量，约300mL）、茯苓三大片、莲子150g、二号砂糖（蔗糖第一次结晶后所产的糖，糖度98％以上）适量。

◎做法

① 红豆洗净泡水两小时；茯苓掌心大三片剥成指甲大小后，泡水两小时；莲子洗净备用（不用泡水）。

② 把泡好的红豆和茯苓放入大同电饭锅内锅，内锅水加到七八分满，外锅四杯水，按下开关（即隔水炖煮的原理）。

③ 开关跳起来后，加入莲子，外锅再加一杯水，再次煮好后加入适量的二号砂糖。

◎吃法

此为一人一周的分量。每日一碗，可当平日点心，或代替三餐中其中一餐的淀粉。

❹ 下腹部及大腿肥胖

这类型的肥胖通常和体质太寒、基础代谢率太差有关，所以要注意摄取优质蛋白以及身体需要的各种营养，不要刻意节食，而要寻求专业老师的建议，依据你的体质究竟应该忌口哪些食物，以及需要摄取哪些食物。

想要调整下腹部肥胖一定要先忌口冰品和生食，晚上也尽量不要吃叶菜类（可以吃根茎花果类的蔬菜）和水果，姜汁和红豆茯苓莲子汤也要认真摄取，泡澡或泡脚会有帮助，再加上局部推脂，想瘦哪里就可以瘦哪里啦！

❺ 中广型肥胖

中广型的肥胖分为上层、中层以及下层，下层肥胖是指下面会提到的下腹部及大腿肥胖。

上层肥胖是指胸部以下至肚脐以上特别突出的肥胖，这种型通常都是因为吃饭太快，以及有暴食的倾向，建议这类型的人要训练自己，每一口食物至少咀嚼30下才咽下去，更要学习注意及调整自己的情绪，不要用吃来发泄压力或者得到虚幻的满足。另外要特别注意忌口会胀气的食物一段时间，例如下列食物。

豆类及豆制品	豆干、豆皮、豆腐、豆花、豆浆、黄豆芽、兰花干、素鸡、素肉、味噌、毛豆、纳豆、素火腿、黑豆、黑豆浆、豆豉等以及黄豆蛋白制品
糯米类	麻糬、粽子、油饭、米糕、汤圆、饭团、紫米、糯米肠、猪血糕、草子粿、红龟粿等
竹笋	笋丝、笋干等
奶制品	调味乳、酸奶相关产品、乳酪、冰淇淋、炼乳、高蛋白牛奶制品、乳清蛋白等
五谷杂粮类	小麦、大麦、燕麦、荞麦、黑麦、小麦胚芽、全麦面粉制品、糙米、胚芽米等

中层肥胖是以肚脐为圆心一圈救生圈的中广型肥胖，这一类型大多同时伴有内脏肥胖的问题（例如脂肪肝）。

救生圈形成的原因绝大部分跟上肝火有关，所以我们可以先检视自己是不是嗜吃上肝火的食物，如麻辣、香油及食品添加剂、高温油炸、高温烧烤、炭烤、高温烘焙、高温快炒爆炒、沙茶、咖喱、红葱头、红葱酥、麻油、姜母鸭、麻油鸡、羊肉炉、药炖排骨等。

同时还要忌口上火的食物，如下表。

坚果种子类	芝麻、花生、杏仁、核桃、开心果、南瓜子、葵花子、蚕豆、腰果、松子、夏威夷果仁、米浆（含花生）等
水果类	荔枝、龙眼、榴莲、樱桃等
饮料类	咖啡、市售黑糖姜母茶

　　至于生活习惯和情绪上的影响，要注意是否有长期熬夜以及长期困扰或压抑情绪的问题。绝大部分的现代人，最大的问题就是忽视对自己情绪的照顾。在我的咨询经验中，常常发现有一些人因为长期营养摄取不足，或者长期摄取对自己不适合的食物，造成身体不适，这些身体不舒服的感觉会造成某些情绪问题，甚至影响面对事情的态度。而这些比较负面的反应和态度，又会创造出更多的情绪困扰，这些情绪困扰反过来再影响身体，变为一种身体与情绪相互交错的负面影响，造成身体状态每况愈下的恶性循环，所以请大家调整自己身体健康的同时，也花一些心力学习调整和照顾自己的情绪。每一个想要身体健康的人，请先学习把自己的身体当成情人来照顾，而不是把它当成仆人一样来使用。我一直深深相信，你为身体所付出的每一分努力，它一定会回报给你，只会更多，不会更少。

● 从内脏开始瘦身，摆脱腰圈肥油

真人实例：拒当肥胖者 I

姓名：韩嵩龄（男）

年龄：43岁

职业：出版社总经理

主要调养重点：过敏、荨麻疹、内脏肥胖、中广型肥胖

（以下为韩先生自述）

认识邱老师这位健康贵人，真要感谢引荐我出版《养瘦》一书的葛福鸿小姐，以及我的作者、天后蔡依林同学。

我和Jolin见面谈出版《养瘦》这本书前，心里其实也是打着个大问号：Jolin这么瘦，她需要减肥吗？传说中她有超乎常人的意志力，她的减肥方法，适合一般读者吗？但和Jolin见面之后，让我惊讶的是，虽然身为天后，但讲到食物的营养成分、营养素对人体的影响、健康养生的概念，Jolin仿佛《健康×点灵》或《××同学会》等健康节目里的名嘴一般，专业知识滔滔不绝，非常有说服力。

蔡同学口中不断提及"邱老师"，感激之情溢于言表，我对这位专门"收服"艺人，让天王天后络绎不绝求教门下的养生老师，感到无比好奇。

为了做书，我理所当然地拜访了邱老师，甚至到她位于新店山区生活的"蜗居"，深谈了6个小时。邱老师提到她因开刀一度右手瘫痪，故因病而学医，人生故事精彩十足。

也谈到她对名人客户的不假辞色，并不因对方的身份地位即降格以求，许多影剧圈的大哥、天王、天后，一旦饮食放纵，不仅被她"骂假的"，甚至苦劝不听者，她还会将对方列为"拒绝往来户"。

我也跟邱老师说，我从小就瘦，从来没被肥胖问题困扰过，但人到中年，也开始有了中广的肚子，但因四肢和脸都不胖，对减肥这件事难免有惰性，只要不穿太紧绷的衣服，冬天外套一遮，其实也没啥压力。

而早几年前我也曾经试过其他的减肥方法，例如，Jolin也尝试过的苹果餐。我身高177厘米，体重常年维持在68到70公斤左右，从数字上看，我的体重非常标准，并不需要减重。

但是，在37岁那年，长久以来记者生活的晨昏颠倒，应酬吃喝，仿佛身体一下子承受不住的现世报，体重飙升到75公斤，免疫力下降，还得了带状疱疹（老人家说的皮蛇），身体状况顿时变得很糟糕。

那时我开始实行苹果餐减重，报社工作都是中午上班，我到办公室就先吃一个苹果，吃苹果的好处在于有饱足感，之后的两小时的确不会想吃东西，但饱得快饿得也快，下午饿的时候就吃点苏打饼干，挨到晚上才吃第一餐正餐。持续了几个月下来，好不容易才把体重压到之前70公斤左右的水平，但是，我的身体状况并没有好转，过敏、荨麻疹等慢性病仍然困扰着我。

更令人沮丧的是，我的腰围并没有缩小！体重虽然减了下来，但脸和肚子都没瘦。对于我们这种本来就不算很胖的人来说，减肥原本就少了一些动力，之后自行车热潮时，也尝试过运动减重，但都很难瘦到关键性的肚子。腰围上的那一圈肥油，就伴着我突破人生的四十大关。

我一直很想出版关于"内脏肥胖"的书。年过四十之后，体检是所有中年男人的共同课题，同学会经常都是以体检表里面的数字当作聊天开头，每年的健检报告出来，所有医师的评语都一样："体重虽正常但体脂肪过高，内脏脂肪和腹部肥胖率都过高，有中度脂肪肝，总胆固醇和三酸甘油酯都偏高。"

内脏肥胖跟肚子上的那圈肥油息息相关，肚子不减下来，脂肪肝和胆固醇就如影随形，原因说来容易，花钱做检查医生就会告诉你，但要减下来何其困难，我们总是禁不起美食的诱惑，饿肚子瘦身也太不人道。

邱老师劝我，脂肪肝问题不能等闲视之，肝脏是人体消化脂肪最重要的器官，让肝脏恢复正常的运作，减重倒是其次，对诸如焦虑、荨麻疹之类的小毛病会有很大的帮助。

"你的问题就是上火，只要从饮食上下手，很快就会有改善。"邱老师谆谆教诲，显然对我比对影视圈的大牌们宽容得多。

听了邱老师的养生理论，我也很想一试，但记者的天生反骨，又让我很挣扎："她不是医师，值得信赖吗？正常吃喝也能瘦？听起来好像购物台的推销术语。"

于是，从新店下山后，去找邱老师咨询这件事，又被我暂时搁在一旁。一直到今年五月，离我去拜访邱老师已过半年，当时，Jolin的《养瘦》一书正如火如荼地进入收尾的关键时期，我们的总编辑周湘琦跟我讨论编务时，突然跟我说："你什么时候要去找邱老师啊？"她说，她经过邱老师的半年调养，身体状况有很明显的改善。当然，跟湘琦同事多年，她这几个月的改善我的确都看在眼里，再加上出书将近，总觉得该为自己出版的书负责，总该神农尝百草亲自试验一下，有效，我卖书也卖得心安理得！

于是，我又跟邱老师约了咨询，并且力行她给我的"养生食谱"。邱老师传授的方法从科学的角度很能说服我，因为原理跟健康机构推荐的"倒金字塔饮食法"有异曲同工之妙，要我早上吃得多，且蛋白质、淀粉、蔬菜与水果都要吃。和西医的营养学不同之处，在于她开给我一长串的清单，要我避免吃到"上火食物"，以免增加肝脏的负担。

这份菜单说来容易，但真执行起来，其实十分考验人的毅力。长年晚睡晚起的习惯，通常早上的第一餐食欲都不好，以前大多仅用一杯咖啡果腹，到中午再吃，但现在要一大早起床，自己或涮或炒新鲜的肉片及蔬菜，吃的分量极大，就算再没有食欲也只能强迫自己慢慢吃下去，邱老师说得有道理："你的工作需要大量的思考，没有足够淀粉摄取转化成热量，足够的蛋白质补充，就无法负荷一天所需，只会让你的身体陷入恶性循环。"

一开始抱着姑且一试、为书求证的心态尝试，吃了两周，我突然发现皮带缩了一格，这才跑去量体重。原来不知不觉体重掉了3公斤，腰围小了5厘米，我最在意的体脂肪也降到了21%，这一切仅仅花了14天！简直让我无法置信。

继续坚持下去，好处更多。原本觉得早上花一小时吃饭这件事，非常浪费时间，不但要花时间料理，而且还要细嚼慢咽，但久了以后发现，这些时间并没有浪费，因为当身体摄取了足够的营养素后，一上班就能直接进入状态，跟以往到办公室以后仍需要一段时间"暖机"才能全神贯注的情形大不相同，同样时间的工作效率更高呢。

改变饮食习惯两个月之后，我达到第一次身体细胞修复前的巅峰状态，体重63.5公斤，体脂肪17.5%！腰围小到我不得不在没有任何打折的情况下，在百货公司买了当季贵森森的专柜牛仔裤。原因？因为衣柜里的牛仔裤都松啦！我现在要穿美版29腰，日版30腰，这种梦幻腰围，从我结婚以后，已经整整消失15年！而这一切，竟然只花了两个月，更加让我无法置信。

这些数字是近十年来深为腹部及内脏肥胖所困扰的我所不敢想象的，更重要的是，我并没有饿肚子、吃可能会有副作用的减肥药，或尝试任何荒诞不经的减肥方式。这套饮食方法，跟一般日常吃的食物几乎没有差别，重点只在于避开引起上火（西医的细胞慢性发炎）的食物，严格控制口腹之欲，避免吃进高温和油炸料理的食物，虽然有点辛苦，也不是马上见效，但起码这种方法不用让身体冒任何不健康的风险。

邱老师的咨询很有特色的地方在于，她告诉我，中医里说的望闻问切，望闻问在前，把脉的切反而在最后，所以她花很长的时间，问客户很多问题，了解生活习惯、工作压力，这些乍看之下跟健康无关，但却无时无刻不在影响人体小宇宙的运行。她说，把小宇宙运行顺畅，身体自然能保持最佳状态，进而人生与工作也会跟着转变。

一开始我对于她这种论述，多少是抱着怀疑的看法，我以前常常觉得，人之所以会胖，都是因为意志力松弛、惰性，换言之，是自己不努力控制，才会有此结果。放在工作上，我也觉得，成效不好，是不努力的结果，别人一天工作8小时，你只要每天多在办公室待4小时，一定会赢。长此以往，我理所当然地忘记，到底工作时间比人家长，是达到成功的手段还是目的？理论上这是一种手段，但久而久之，长时间工作变成"求心安"，手段变成目的，对工作效率无益，无形中也对身体带来压力。

我一开始对邱老师的建议，会感觉到时间无法配合，为什么要浪费这么多时间在吃饭上？那我岂不是要在办公室里待得更晚才能下班？邱老师却告诉我："谁告诉你，工作时间长就等于业绩一定好？""你花这么多时间盯排行榜，患得患失，怎么有时间去想未来发展的事？"其实，对职场中高阶主管来说，这些道理我们都懂，但却是放不下，做不到。邱老师强迫我，以养生的理由来改变我的生活作息，但其实无形之中，我的工作方式、工作态度，也随着身体这个小宇宙运行方式的改变，跟着改变而不自知。事后回想，这真是调养身体之外意外的附加价值。

于是，我强迫自己不要做办公室里那位"最早到，最晚走"的成员。吃了养生食谱的4个月后，因为白天工作效率更佳，我的作息日趋正常，每天自然而然12点前就寝，早上7点半前自动醒来，睡眠质量变好，竟无形中治愈了我20年来每个月至少一到两次的偏头痛，至今半年，头痛没有再发作过。

一般人大多数是为了减肥才开始运动，发生在我身上却不太一样，我因为生活作息的改变，自然而然地起心动念，想到多年来游泳的姿势都不标准，便重新找教练调整姿势。没想到一游就上了瘾，每周起码要游个5天。饮食与运动双管齐下，对精神很有用，运动完之后整个身体维持一种舒畅的状态，那感觉很难言喻。具体来说，即便上班到傍晚，也都会保持很有精神的状态，不会打瞌睡，也没有疲累的感觉，这和之前晨昏颠倒时，就算睡足10小时，醒来还是病恹恹的状态，有如天壤之别。

很多人都看到我身上发生的变化，有老友说："你是我认识的所有中年男人中，肚子最小的一个。"也有朋友看到我利用零碎时间去游泳，羡慕地说："好悠闲啊！"但我要说的是，古人说"相由心生"。我相信"心由体生"，身体好，心才有余裕；心好，相自然好。人过中年，学习平衡是一大课题，很高兴从邱老师身上，学习到这点。

● 告别体重数字，我瘦得很漂亮

真人实例：拒当肥胖者 Ⅱ

> 姓名：林贝芬（女）
>
> 年龄：24岁
>
> 职业：自由业
>
> 主要调养重点：肥胖、不断复胖、脸色蜡黄

（以下为林小姐自述）

肥胖，真的是女人一辈子的梦魇！与肥胖为敌，几乎是我和身边一群朋友的共识。也不知道为什么，我似乎是易胖体质，不管吃什么都会助长体重计上的数字飙升。这让我非常苦恼，为了让体重维持在理想数字，我真的试遍所有的减肥方法了。不管是正规的渠道如中医针灸减肥、名医减重门诊、推脂塑身，还是民间偏方如未经核准的减肥药、胶带缠指、保鲜膜缠身、瘦身霜、咖啡减肥、水果减肥，能试的我都试了，不是完全无效就是效果有限，要不就是减了之后又复胖。

. 不得已，我只好采取激进的方法——让自己挨饿。既然这么多方法都无效，除了不吃，我实在想不出什么好方法。为了落实挨饿减肥，我严格限制自己吃进肚子里的食物，早上只吃简单的食物果腹，晚上则只吃少量的青菜，甚至为了只吃一块自己朝思暮想的巧克力，我可以晚餐都不吃，只为了不让自己的卡路里摄取过量。一切的一切，都只为了维持曼妙的身材。

只是，这样激进的结果，让我几乎把自己的健康完全赔上。体重是减轻了，但我变得虚弱不堪，走路走没多久就累翻了，动不动就感冒晕倒，耐性全失，无缘无故就想发脾气。更糟糕的是，口苦、心悸、手脚冰冷、耳鸣、早上起床眼袋浮肿、肤色暗沉等问题全部上身，几乎让我快崩溃了！我是个签约培训中的唱片歌手，这些状况让我信心全无，一个看起来萎靡不振的歌手怎么行！而且气力不足也对唱歌的影响非常大。

还好邱老师救了我。其实在预约咨询之前，我就已经久仰邱老师的大名，只是当时并没有想到要向邱老师求助。后来因为同样在受训的朋友也有身体方面的问题不知该如何处理，因为邱老师的帮助而完全改善。而且邱老师在我们这个圈子里很有名，很多艺人都是她的学生，也都在邱老师的指导下，身材变得非常漂亮。基本上，同行几乎已经把邱老师当"神"看待了，因为经过邱老师指导改造过后，每一个人都瞬间脱胎换骨。邱老师真的这么神吗？抱着好奇又期待的心情，我向邱老师预约咨询。

经过邱老师的咨询，我完全颠覆了过去对减重所抱持的观念。我告诉邱老师，我一天只吃两餐，晚上绝不摄取淀粉类的食物，所以我只吃少量青菜、水果，不吃米饭。邱老师却告诉我："其实你完全不用怕米饭，因为淀粉是我们身体所需要的很重要的元素，适量的淀粉不但不会对身材造成危害，反而会让你瘦得更健康。"

"真的吗？我真的可以在晚上吃饭吗？"我瞪大了眼睛，有点不太敢相信。因为一般人都认为晚上吃淀粉类的食物是不好的，会让身体发胖。如今邱老师这么笃定地告诉我可以在晚上吃米饭，而且还可以放心吃饱，那么我过去让自己饿得这么辛苦到底是为了什么？

邱老师点点头，我想她应该已经很习惯看到学生露出这种惊讶的表情了。"你不但可以吃米饭，也可以吃些法国面包。而且你每天一定要吃三餐。"

真的吗？真的吗？想到以后可以放心吃饱，我突然觉得很兴奋。

"还有，你每天所吃的三餐中，一定要有饭、菜、肉，这些食物都要均衡摄取。"邱老师建议我要摄取优质的蛋白质，而优质蛋白质最直接的来源就是肉类。这让我很犹豫："老师，我是素食主义者啊。"

老师睁大眼睛望着我："你吃素的理由是什么？""因为地球暖化啊，我们应该要爱地球。"我振振有词。

老师很认真地望着我，表情似笑非笑："如果你家里没有冷气、电视这类东西，你才能理直气壮地跟我说你爱地球！"

呃……好吧！我是没有爱地球爱到那种地步啦，可是这样还是让我很为难呀，吃动物的肉啊，我只要一想到动物被宰杀……唉！这叫我怎么忍心吃得下口！

然后邱老师从头细说，把人体所需的营养及大概机制向我解说了一遍，也把我的身体状况产生的原因说得清清楚楚。她还叮嘱我，要让身体处在温暖的状态，所以寒性的食物一定要避免。

除此之外，燥的东西如红茶、寒性的如绿茶也不能喝，还有蒜、麻辣辛香料等这类会引发身体上火的东西也不能吃，因为身体上火会让情绪也跟着不好。而且像我这样的工作，练唱、上课、表演，随时处于身体紧张的状态，如何放松自己、排除紧张情绪也非常重要。

这确实让我心服口服，如果我真的想要找回健康，那么就必须改变自己的观念。我是个凡事都要求自己做到一百分的人，一旦认定目标，就会义无反顾往前冲，不会给自己松懈的借口，所以当时邱老师就开玩笑说我是典型的"黑天鹅症候群"，对体重秤上的数字有强迫性的偏执倾向！老师也要求我不要每天量体重，以免数字的变动引起我沮丧的情绪，造成内火，进而影响我的身体运作。

既然我认同邱老师所给我的观念，那么我就必须克服不敢吃肉的难题。原则上，只要是在家我就自己烹调食物，如果到公司上课我就带便当，遇到外出表演，我就选择小火锅（肉片、青菜煮熟蘸点酱油就可以吃了）或是法国面包、贝果之类的食物。因为执行得很彻底，所以不到一个月我就出现了惊人的改变。

其实当初在去见邱老师之前我就已经用地狱减重法

让自己达到我想要的体重，可是整个人气色非常糟糕，皮肤蜡黄干燥，即使化了妆，粉妆也好像是浮在脸上，非常不健康。但是在按照邱老师所给我的饮食食谱建议执行以后，我的脸变得不再浮肿，皮肤也散发亮丽的光彩，身材变得紧实而匀称。也就是说，我所吃的食物是以前的好几倍，可是不但没有变胖，反而体重还减轻了，体力也变得更好了。

再一次去咨询时，邱老师告诉我，很多人都以为自己胖，但其实是因为身体积蓄了太多的水分，造成水肿而不自知，所以有些人常常是越减越胖，要不然就是好不容易变瘦了又马上胖回来。事实上，这是因为错误的饮食习惯没有改变，所以身体过敏的人依旧过敏，水肿的人当然还是会继续水肿。

谁不是呢？只要了解自己身体的需求，不让自己的身体被不该摄取的东西毒害，我们当然可以还给自己一个健康漂亮的身体，这在我的身上确实得到了印证。嗯，邱老师真的好神啊！

● 做个有自信的中年男子

真人实例：拒当肥胖者 Ⅲ

姓名：李子豪（男）

年龄：40岁

职业：IT业

主要调养重点：中广型肥胖、上呼吸道易感染、易感冒

（以下为李先生自述）

在第一次和邱老师做养生咨询前我已经足足咳了一个多月了，这几年来，大约是过了35岁以后，很固定地在每年的4～5月和11～12月季节交替之际，我一定会有上呼吸道感染的问题。一开始是咽喉疼痛，之后支气管发炎，气虚咳嗽等症状经常困扰我一整个月才能彻底痊愈。虽然过去两年通过针灸和练太极使体质得到些许改善，但每年两次的长期感冒仍然叫我心生恐惧。

邱老师教我最重要的观念是，一个人的健康取决

于四大因素，包括先天体质、后天生活环境、情绪状况和常吃的食物；同时由于每个人的体质不同，适合和忌讳的食物也会因人而异，不适合的食物吃多了，体内不能代谢的毒素积累过多后，人就容易出现上火、水肿和长期慢性过敏等不良症状。

我承认我刚开始并不是一个听话的好学生，我只能做到坚定不移地不去碰那些老师说不适合我的食物，却没有完全照着老师的食谱去吃。刚开始的时候心理上除了要克服口欲外，可能由于排毒的关系，生理上总觉得有些不对劲和莫名的难受，这种情况大概持续两星期，之后我慢慢觉得人变得轻松多了，人也显得神采奕奕。过了一段时间，我也曾敌不过美食的诱惑，小量地偷吃那些我不应该吃的食物，但吃了后觉得其实味道也不过如是，自然而然地我就更坚定地依循邱老师的健康菜单执行。

实际上一开始我并没有将瘦身作为我向邱老师咨询的主要目的，但这几年应酬频繁的生活形态，加上到北京念EMBA，与同学们经常喝高浓度、高热量的白酒后，突然间明显地开始中年发福。有趣的是老师在咨询过程中曾提到说我至少可以减掉8公斤，当时83公斤的我虽然是很期待，但却也是半信半疑。

在饮食管理后的一个半月，我到外地出差时不经意地站上酒店浴室的体重秤，赫然发现我已经减掉了6公斤，过了一个月后又再减少3公斤。目前一直在74公斤左右，最难得的是我可以很轻松自在地维持目前的体重水平，没有一天需要挨饿，每一天都可以吃得饱足。

更令我兴奋的是，几年前曾经为了鼓励自己减肥而故意买小一号的衣服居然可以轻松地套上，似乎又突然回到大学毕业两年刚开始工作时的体重，对此我个人的理解是：当体质变好了，新陈代谢自然也一起改善了，和年轻时一样多吃些也不太容易变胖，同时以往一早起床脸部浮肿的情况也不再有了，更重要的是我最近两次换季时都没有得重感冒了。

最后我的建议是，在调整的过程中不要太着急和在意体重是否可以快速下降，更不需要经常去量体重。如果乖乖地照老师的方法和食谱去做，不用怀疑，一个月之内体重一定会明显下降；另外，在调养的过程中如果能配合充足的睡眠，正常的作息，人能够保持精神饱满时，对于食欲也会更有自制力，身体排毒速度也会加快，更容易收到事半功倍的效果喔。

● 跟着做，我也可以当美娇娘

真人实例：拒当肥胖者 IV

姓名：张琼萱（女）

年龄：24岁

职业：产品采购

主要调养重点：肥胖、胃痛、抵抗力弱

（以下为张小姐自述）

当男朋友和我订下婚约，确定半年后将披上婚纱，我就开始焦虑了！我想要做美美的新娘，可是，肉肉的身材实在让我感受不到即将出嫁的喜悦。这是我当初找邱老师做咨询的最初念头。

对于邱老师，其实我耳闻已久，我的好同学当初就是因为在邱老师的指导下，在我的面前呈现了惊人的改变，而且是从头到脚彻头彻尾的改变。而我的另一位知名的艺人同学，更是在邱老师的帮助下，摇身一变成为凹凸有致、魔鬼身材的性感女神。她们都可以有这么大的转变，那么我应该也可以吧！

其实之前我用其他的减肥法并不是没效果，我服用的减肥药确实还蛮神奇的，它曾让我成功地减去了好几公斤，可是却有糟糕的副作用——心悸。这让我非常担心，所以体重减去以后我就不敢再继续吃药了，却没想到药才一停，肥肉又不甘寂寞地回到我的身上！天哪！我要做美美的新娘啊！

所以，我立刻向同学求助，和邱老师约了咨询的时间。我平时的饮食习惯并不太好，因为自己一个人在外租房，工作又忙，所以我是标准的外食族，三餐都在外，而且用餐时间超不正常。

这实在也不是我心甘情愿的，早上起床赶上班，大多是蛋饼或煎蛋三明治配一杯红茶果腹，中午休息时间不长还要和便当店门口的人龙抢时间，晚上6点多离开公司算正常，有时候八九点才下班，根本累到连食欲都没有了，当然也是随便吃吃就把晚餐打发了。但算一算我的三餐其实吃得并不多，却还能在体重计上写下傲人成绩，还真叫人怨叹哪！

当然，甩掉肉肉是重点，但还有些烦人的毛病经常让我叫苦连天。我有习惯性的头痛，压力大时头会痛到让人抓狂，工作不太繁忙时，头痛也还是会定时来报到。

另外一个和头痛狼狈为奸的家伙是胃痛，尤其是越在我必须专注工作的时候，胃痛必定越是露出诡异的笑容向我突然靠拢。除了这两大邪神以外，感冒也是常常纠缠我不放的讨厌鬼，天气突变，我一定中奖；遇到流行性感冒，我一定中；同事感冒了，我也中！

还有，我非常怕冷，每天待在办公室吹冷气根本就是一种刑罚。算一算，我的身体问题还真的挺多的。邱老师在针对我的状况作解说时，清楚地指出了我一定经常吃某些特定的食物，而且只要是她指出的，一定就是我爱吃的食物。然后邱老师仔细地向我分析这些食物的特性和不适合我吃的原因，总结是："所以，会引起你这些毛病的食物，千万不要碰。"

"我真的都不可以吃吗？那我最爱吃的东西怎么办？"那可是我重要的精神慰藉啊！

"那你的头痛怎么办？那你的胃痛怎么办？那你的常常感冒怎么办？那你的新娘婚纱怎么办？"邱老师不答反问。

"那……我不要吃就好了嘛！"我的回答有点委屈，可是也确实觉得邱老师说得有道理，我似乎别无选择。

当然，为了做个美丽的新娘，我义无反顾，而且邱老师所提出的数据有非常大的说服力，所以和邱老师谈完后，我立刻直奔市场采买，回家洗手做羹汤。烫青菜吃腻了就换姜丝炒青菜，红茶、绿茶不能喝就换乌龙茶或白开水，羊肉太腥我没办法下咽，用猪肉拌点淡酱油的味道好像也还不错，晚餐有时候没时间吃，换喝红豆汤也可以得到饱足感。即便不得不外食，路边面摊的肝、烫青菜也可以让我获得满足，或是快餐店的姜汁烧肉珍珠堡也是我的选项之一。

总之，流汗耕耘必欢呼收获，不到一个半月的时间，我所呈现的成果就引来同事的频频追问：

"你有在偷偷减肥？到底是用什么方法，怎么效果这么好！"

"你换保养品了哦？为什么现在皮肤看起来那么有光泽？"

"你的精神怎么变得这么好？你有在吃健康食品

哦？"

我对他们提到我向邱老师咨询的过程，并分享邱老师的饮食观念，他们听得啧啧称奇，每一次一起出外用餐时，他们也会问我：这个东西可以吃吗？那……那个可以吃吗？

不过，虽然在我身上的神奇改变确实引发了他们的好奇和学习，但毕竟裹着糖衣的毒药依旧充满了无穷的诱惑，所以真正能够抗拒的人并不多，大多数人还是习惯选择了向不好的食物屈服，他们会这么自我解嘲：

"哦，这个东西真的对身体不好啊？那我少吃一点好了。"

"我觉得我学你这样吃好像没什么效耶，会不会是体质不同啊，那我试别的方法好了。"

"唉！不行啦！人就是要对自己好一点啊，这个不能吃，那个也不能吃，太痛苦了啦！"

说真的，在改变饮食的过程中，我确实花了一些时间适应，但却并不觉得痛苦。因为当我开始拒绝吃蛋、豆类制品等食物后，我确实感觉到了身体渐渐变得轻松没有负担，也很自然地不想摄取这类饮食。然后，我发现头痛的状况不知不觉消失了；胃痛、呕酸也不再出现了；感冒——在办公室里还是会发生，可是中奖的人绝对不是我。

其实我还有一个秘密。以前我上班的情绪总是很糟，脾气超差，很没耐性，但又不敢对人发脾气，所以只能对自己生气，不但影响工作效率，自己也活得很不快乐。但是当我这些恼人的身体症状消除后，我发现自己不会再动不动就爱生气了。一方面是我的生理状况变好了所以影响心理，一方面就像邱老师说的，只要我拒绝了会引发肝火上升的食物，自然不会让身体有负荷，当然就会心平气和了。

最让我开心的，当然就是肉肉和我说拜拜了，我如愿以完美的身形扮演美美的新娘，而且是超漂亮、超开心、超健康的快乐新娘！

6.恼人的青春痘、粉刺、毛囊炎

可能引起青春痘的原因，多为不当饮食和熬夜。在饮食方面，应该要避免上火食物，包含之前讲过的坚果种子类，包括芝麻、花生、杏仁、核桃、开心果、南瓜子、葵花子、蚕豆、腰果、松子、夏威夷果仁、米浆（含花生）等，水果类如荔枝、龙眼、榴莲、樱桃等，饮料类如咖啡和市售黑糖姜母茶（姜要去皮，不然也会上火）。

另外，豆类及豆制品也是必须要忌口的食物，如豆干、豆皮、豆腐、豆花、豆浆、黄豆芽、兰花干、素鸡、素肉、味噌、毛豆、纳豆、素火腿、黑豆、黑豆浆、豆豉等。

而引发粉刺的原因，可能是吃了上肠火的食物，如蛋类制品（包括鸡蛋、鹌鹑蛋、鸭蛋、皮蛋、咸蛋、铁蛋、蛋糕、蛋卷、蛋饼、泡芙、布丁、茶碗蒸、美乃滋、铜锣烧、牛轧糖、蛋黄酥、蛋蜜汁、凤梨酥、含蛋的饼干面包等西点）、蒜头（包括蒜苗）、韭菜（包括韭黄）、虾子（包括虾米）。

毛囊炎则要忌口蛋类制品、奶制品（详述如上）。

● 去除粉刺、青春痘，当个新时代女性

真人实例："挥别"青春"痕迹

姓名：齐伟（女）

年龄：34岁

职业：IT业

主要调养重点：粉刺、青春痘、肥胖、水肿

（以下为齐小姐自述）

我一直是个努力认真的人，生活中大部分的时间都给了工作，并且也乐在其中。本来我的个性就是乐天而爽朗，多年的职场生涯更将我锻炼成没有什么解决不了的个性。但是几年前我开始发胖，并且脸上长了粉刺、青春痘，我开始变得不快乐。

每个女生都一样。我努力地工作，赚来的钱要买衣服，却顾不得流不流行，只能尽挑些遮掩身材的款式，再加上皮肤状况不佳，每天站在镜子前面我都不想看到

镜子里面的那个人。

　　说真的，能想到的减肥方式我几乎都试遍了，但效果都很有限。每天我就只能活在沮丧里，后来我一个好朋友，一个月就瘦了4公斤，我见他突然变帅了，心里特别着急，一直追问他怎么瘦下来的。他就跟我提到了邱老师，他说这一个月，只是照着邱老师提点的饮食方式，也没做什么其他特别的事，就瘦下来了。我身高160厘米，当时的体重接近60公斤，我听了朋友的瘦身经历后，当然急得想要立刻见到这位调养身体的老师。但是我远在北京，这中间可是耗费不少时间和力气，才终于成功地见到朋友口中的邱老师。

　　见了邱老师，我一五一十地把平时的生活习惯、饮食习惯统统说给她听，谁晓得她听完之后立刻告诉我，我所有爱吃的东西通通都不对，都是对我身体不好的。尤其我特别爱吃冰，她只说了一句："你若是想要年轻10岁，就这辈子都别吃冰。"这可吓到我了，因此跟她咨询过后，我可真是一口冰都没吃过了。

　　咨询的过程中，邱老师捏了捏我的手臂，然后说我的肥胖主要是因为水肿，若能把多余的水给排掉，就会瘦很多。

　　另外，我每天在睡觉前总习惯喝上一大杯水，每天早上起床眼袋都肿很大。邱老师也说这习惯要不得，晚上九点以后就不能再大量喝水，若是真的渴了，也只能喝一口，含在嘴里慢慢吞下去。哈，难怪我每天眼睛都肿得不得了。接着邱老师一项一项帮我找出饮食习惯上的种种错误，再指点我该怎么吃。

接着我就开始乖乖地照着邱老师指点的方式来改变生活饮食习惯。头一个月，我瘦了3公斤，前后半年，我一共瘦了6公斤。说起来这可是我试过的所有减肥方法中最舒服的，因为既不需要运动，也不需要挨饿，我现在开心死了，终于可以穿自己喜欢，又有品位的衣服。

我的收获，除了瘦身之外，实际上自己都觉得整个人很轻松，不像从前可能走路都觉得脚好重。我的脸色也变好，皮肤有光泽，本来困扰我的粉刺和青春痘也跟着消失，连原本排便不正常也都好了；而之前睡眠时常在半夜醒来，这下也都一觉睡到天亮……种种身体状况的改善，使得我心情随之更为开朗，人生也跟着变好了。

冒着被邱老师骂的危险，我还是得说实话，如果我一整天在家，要按照邱老师的指示吃，还算是容易做得到，但如果我出门工作，那可真就没那么容易了。所以平心而论，我一开始的两个月大概做到邱老师要求的九成，但是渐渐地，我做到的越来越少。现在我大概就做到四成，有的时候体重也会增加个一两公斤，但是只要再乖乖做到邱老师要求的那样，过个几天体重就又会掉下来。

因为我听了邱老师的话这么有成效，我现在等于组了一个养生团，每逢有想要改善自己健康和身材的朋友，我都介绍邱老师给她们。其实这样的结果，也使得我身边有一群可以彼此讨论、交换心得的对象，而我们的话题更多的都是在讨论怎么养生才会更健康美丽。

健康是自己的，我从找邱老师咨询后，只要生活上的习惯做一点改变，身体就会有一点改善，一路走来，我深刻地体会到为自己的身体怎么努力，身体就会怎么回馈给你，所以偶尔放纵一下，我也懂得赶紧调整回来，这样才对得起自己。

若真要说邱老师带给我什么坏处，那就是认识她之后，我可多花了好多钱。因为我几乎所有的衣服都重新买过，以前的那些全都太大了，我也不会再问自己辛苦工作为了什么，因为我现在可是有自信的新女性呢！

7.未老先衰就要找回青春

一个人为什么会感觉自己未老先衰呢？有一些人会觉得视力提早衰退，未到中年视茫茫、发苍苍、齿牙动摇等症状都已经出现，记忆力衰退、注意力不集中、突然间恍神、皮肤状况越来越差、脸上出现斑点、手上出现老人斑、身材臃肿肥胖，女生经期越来越短、经血越来越少、肤色暗沉没有光泽——这种种现象就跟目前很流行的测试自己是否有"初老"的症状一样。如果你还只是个25岁的人，却已经有以上所提到的问题，那么不要怀疑，你绝对就已经是个有初老症的人了。

你不要叹一口气自问"能怎么办呢"之后，就跳过这些问题，因为这些症状只要你有心调整，是可以恢复的。所有的症结回到原点，都跟基础代谢率有关，只要把基础代谢率调好，就可以让你身体衰老的状况得到改善。

请一定注意以下几个原则。

❶ 正确摄取身体需要的营养素

三餐注意同时摄取六大营养素，也就是脂肪、蛋白质、维生素、矿物质、淀粉和水。在摄取六大营养素的同时，也要留意避开其中不适合自己的食物。哪些是不适合自己的食物呢？当你长期食用某些食物，身体若无法对这些食物完全分解和吸收的时候，有可能就会出现某些不舒服的状况，比方说胀气、皮肤过敏、鼻子过敏、青春痘、粉刺、难以入睡、浅眠多梦、排便不顺等问题。

有这些问题的人请先参考前述有可能会引起这些状况的食物，先一次针对一种状况认真忌口造成这种状况的食物3个月到半年，如果不舒服的状况是和这些食物有关，应该半年后会得到大幅度的改善，当状况完全改善后，就可以重新试着少量地尝试这些食物。

❷ 绝对忌口冰品、生食以及寒性食物

这是为了不要阻碍基础代谢。这些冰饮、生食、寒性食物，会让身体变寒，血管收缩，血流变慢。请记住，蛋白质的属性是温暖的，蔬菜水果是寒性的，水和淀粉则是中性的。所以晚餐的蔬菜最好不要吃太多，而水果最好的摄取时间是早上，叶菜类是属于蔬菜中较寒的，最好是在中午吃，晚上则应选择根茎、花果、包心类的蔬菜来吃。

❸ 勤快执行可帮助提高基础代谢率的方法

可以泡澡、泡脚、平地快走。建议早餐或晚餐后一个小时，先做好暖身和拉筋，然后平地快走20～30分钟，注意步伐要拉大，双手前后大幅度地摆动。身体虚胖严重或身体虚弱的人，建议一次从快走15分钟左右，再视身体进步的幅度慢慢增加到30分钟左右。

当基础代谢率提高之后，我们只要认真忌口上肝火的食物，肝脏功能变好、负担变低，让肝脏执行它应有的功能，我们就会慢慢开始感觉皮肤发亮，有光泽，而原本有的视力模糊，或者早上起床有眼屎，眼睛干、酸、痒的状况也会渐渐得到改善。

一个人如果长期上肝火，渐渐就会开始影响肾脏的功能，肾脏的功能开始慢性衰退，钙质也会流失得比较快。当身体缺钙的时候我们很容易觉得暴躁、焦虑，记忆力变差或者注意力不集中，突然间恍神，甚至开始慢慢影响睡眠，变得难以入睡或浅眠多梦，所以除了要忌口上肝火的食物之外，也要注意钙质的摄取。

就是这么简单，你一定可以做得到，一定要相信只要你肯为身体努力和付出，必然会得到回报。

● 还我青春时的姣好面容与身材

真人实例：再见！未老先衰的身体

姓名：叶小姐（女）

年龄：34岁

职业：设计师

主要调养重点：肥胖、水肿

（以下为叶小姐自述）

能够认识邱老师真的是一件很幸运的事。我做的是设计工作，工作的内容包罗万象，举凡珠宝设计、型录海报设计、书籍排版设计、会场设计、节目规划等无所不包。也因为工作繁杂，我的生活模式非常不规律，有的时候工作一忙常会忘了吃饭、上厕所，挑灯夜战也是常有的事。也许年轻就是本钱，刚开始还觉得游刃有余，不觉辛苦，但渐渐地开始力不从心，早上起床变成辛苦的事，明明才睡了一觉，工作一会儿又感觉疲倦了。

还有一件我最在意的事——肥胖。我们全家都是美食主义者，而我一向也对自己吃不胖这件事引以为傲，谁知这样的荣景在我婚后完全变了样。我高中毕业后全家移民到美国，我在美国完成大学学业，并且从事珠宝设计工作。我要说的是，即便是生活在一个充斥大尺寸、高热量饮食的地方，我都能够毫无饮食顾忌，维持姣好身材，没想到，嫁回台湾后，脸渐渐圆了，腰渐渐圆了，屁股……渐渐变大了，我的妈呀！虽然胖子不是一天造成的，但再怎么努力回想，我也想不出造成我发胖的原因，虽然我不忌口，但过去也是这样吃，并没有造成任何困扰呀！

虽然老公总是安慰我说没关系，甚至还说我胖一点比较好看，可是我很在意。我总觉得肥胖是健康的杀手，更何况当时的我还没做妈妈呢，没有健康的身体如何孕育出一个健康的宝宝。而且，伴随着肥胖的问题，我发现自己体力也变得很差，除了容易疲倦，站得稍久腰就会酸，手脚冰冷，也常觉得口干舌燥。一次朋友聚会，聊到了这些话题，朋友提醒我饮食其实是健康的关键。

"是吗？可是我以前也都这样吃，并没有这些问题啊！"我这才想起朋友每次一起用餐时，总是会有一些饮食上的禁忌，譬如她会特别避免某类食物，在口味上的选择也比较清淡。

聊到了食物对人体影响的许多特点，朋友还特别告诉我，有些食物会刺激肝火和神经，以致影响睡眠，像坚果种子类的如芝麻、花生，水果如荔枝、榴莲，饮料如咖啡、姜母茶等都会刺激肝火上升，而鲑鱼、黄豆制品、巧克力、菠萝、水蜜桃、大白菜、小白菜、苦瓜和含咖啡因的饮料等则会刺激神经，这些都会让我们睡眠质量变得很糟。

"哇，你怎么懂那么多？好厉害哦！"这些日子以来，朋友看起来确实容光焕发、神采奕奕，我虽然注意到了，但也没特别聊到，原来只不过是饮食习惯的调整，居然改变这么大！

"我哪会懂这么多啊，是邱老师教我的。她真的很厉害，不过是察言观色，聊了些话题，她居然就能清楚地指出我身体上的一些状况。"

"这么神啊！"我很好奇，邱老师是做什么的？该不会是什么命理改运之类的，要不就是什么直销健康食品的吧？"邱老师是位养生老师。她提供了我很多饮食摄取的咨询，也给了我许多生活上的建议，及早发现身体上的问题，给我的改变非常大。"

朋友问我有没有兴趣认识邱老师，我不是很确定。说真的，朋友提到邱老师时整个人仿佛放出了某种光彩，对邱老师这么多的褒奖反而让我心里有些迟疑。不过，朋友所提到的健康理念确实深深地触动了我，我的心里又有某种跃跃欲试的冲动。于是朋友建议我不妨从某些饮食习惯的改变先着手。

"你不是很爱吃蛋吗？说真的，蛋对人体产生的不良影响真的很多，你要不要试试看能不能做到不吃蛋。如果做得到，而且看到了身体的转变，我再帮你向邱老师预约。"蛋这个玩意儿真的是我的致命伤呀！我很爱吃蛋，从单纯的蛋（卤蛋、荷包蛋、茶叶蛋……）到复杂的蛋（蛋糕、面包、加工甜点……）都是我无法抗拒的最爱！蛋……但……如果对我的健康影响有这么大，我又渴望把体质调整好，生个健康宝宝……好吧，我顺便考验一下我的毅力好了。

于是我从减少摄取蛋的数量开始，六、五、四、三……呃，不吃？真的有点难。不过，经历了几个月的"戒蛋"考验，我确实发现我的身体有了奇妙的转变，这让我增加了许多信心（因为未来要戒除的饮食习惯恐怕更困难），于是我向邱老师预约了咨询。而且就在同时，我发现我已经怀孕两个月了，哈哈，真是太神奇了！

和邱老师见面后，确实给了我很大的震撼。初次见面，邱老师快狠准地点出我几个问题，并且拿了一张密密麻麻的问卷要我作答，我也不敢马虎，翔实地回答了问卷上所有的问题。邱老师告诉我，我的身体并不是肥胖，而是水肿；这主要是我的肾虚和肝功能的问题，肇因也很明显，因为我的生活作息不正常，时常熬夜，摄取的食物也有很大的问题。

除此之外，邱老师也说出了我的其他状况——耳鸣、手脚冰冷、眼屎、眼痒、眼酸、口苦等。有些是我本来就觉得困扰的问题，有些则是感觉问题不大而习以为常忽略了。

因为我的体质湿寒且虚，她要我戒除生食，不碰生菜色拉，属于生冷的叶菜也要少吃，改吃根茎花果类的蔬菜，认真吃属性温暖的优质蛋白等，并且列出了清楚的饮食选单，早餐该怎么吃，中午吃什么适合，晚餐如何吃最恰当，如果遇到外食的情况该如何注意……

因为操作起来并不困难，老公也为了支持我，与我共同展开了新的饮食计划。短短几个月，邱老师再见到我，直说几乎认不出我了，因为我已经完全脱胎换骨，神采飞扬，因为肝火和肾虚的情况改变了，水肿的问题也轻松解决了。更棒的是，怀孕前，我的体重已经超重20公斤，怀孕的过程我只增加了5公斤的体重，胎儿完全健康，发育正常。正常情况下，怀孕过程最理想的是体重增加约8公斤，等于我在怀孕的过程，自己本身的体重减轻了约3公斤。等到生产完坐完月子，我的体重减少了10公斤。而且怀孕过程我都非常轻松舒适，不曾体会别人怀孕的孕吐、烦躁等痛苦，生产过程也非常顺利，没有剧烈的疼痛感。

真的很感谢邱老师，她所带给我的改变真的是太棒了！

● 邱老师的择食基础课程

★过度复杂的饮食，以及情绪的混乱，会造成我们本身变成一个身心灵失调的个体，慢慢地失去我们的灵觉（就是所谓的动物性本能）。

★不要因为爱某样食物，就餐餐都要，无它不欢，要记得给身体喘息的时间和空间。

★如果你想要有一个基础代谢率很高、老得很慢的身体，请开始认真地去建立自己对食物的过敏反应记录，也要认真地去找出造成自己身体问题的凶手。

★不论是忌口还是任何照顾自己、了解自己的努力，都是为了让自己过得更轻松健康，就看你愿不愿意了。

★身体是我们最好的情人，你倾听它的感觉、需要，并且尽力满足它，它会给你比情人更可靠的回馈，身体不会说谎，你怎么对它，它怎么对你。

★每一个想要身体健康的人，请先学习把自己的身体当成情人一样来呵护，而不是把它当成仆人一样来使用。

Part 3
基础保养
食谱

说了那么多，你或许会问，那邱老师都吃些什么呢？以下是我自己本身固定会吃的菜单，你不妨也试试看吧！

除了忌口之外，我自己长期吃对自己健康有益的饮食，因此有些固定的菜单是我自己会吃，同时也会跟朋友分享的养生食谱，在这里我也针对养生的方向来提供给各位参考，如果有兴趣可以试试看，因为试过的人都说赞哟！把每个月分成四周，每一周针对我们身体不同的部分来做身体保养。

1. 第一周：炙首乌补气鸡汤

◎功效

补肝肾气。

◎材料

鸡骨架1个、鸡脚6只、老姜2大块。

◎药材

炙首乌3大片、黄精3片、参须1／3把、枸杞子1把（所有药材煮前先冲洗过）。

◎做法

① 将鸡骨架与鸡脚汆烫后备用，老姜去皮后备用。

② 将老姜去皮拍扁后放入冷水汤锅中煮沸，再加入汆烫后的鸡骨架与鸡脚。

③ 再放入所有药材，以中小火煮1小时。

④ 熄火后捞出鸡脚、老姜与药材后，即可食用。

2.第二周：四神茯苓鸡汤

◎功效

安神、美白、消水肿。

◎材料

鸡骨架1个、鸡脚6只、老姜1～2大块。建议可再加干香菇6～7朵，去蒂头。

◎药材

四神汤1帖（除去薏仁）、茯苓2～3片（先剥成小块，泡水2小时后再煮汤）。

◎做法

① 将鸡骨架与鸡脚汆烫后备用，老姜去皮后备用。

② 将老姜去皮拍扁后放入冷水汤锅中煮沸，再加入汆烫后的鸡骨架与鸡脚。

③ 再放入所有药材，以中小火煮1小时。

④ 熄火后捞出鸡脚、老姜，药材不需要捞出，跟汤一起食用。

3.第三周：天麻枸杞鸡汤

◎功效

加强气血循环。

◎材料

鸡骨架1个、鸡脚6只、老姜1～2大块。

◎药材

天麻1两（37.5g）、枸杞子1大把。

◎做法

① 将鸡骨架与鸡脚氽烫后备用，老姜去皮后备用。

② 将老姜去皮拍扁后放入冷水汤锅中煮沸，再加入氽烫后的鸡骨架与鸡脚。

③ 再放入所有药材，以中小火煮1小时。

④ 熄火后捞出鸡脚、老姜，药材不需要捞出，跟汤一起食用。（感冒及孕期停用）

4.第四周：清蔬休养鸡汤

◎功效

让身体休息清爽。

◎材料

鸡骨架1个、鸡脚6只、老姜1～2大块。

可选择以下1～2种来做蔬菜鸡汤：胡萝卜、木耳、山药、菱角、皇帝豆、香菇、杏鲍菇等。

◎药材

一般鸡汤不放药材。

◎做法

① 将鸡骨架与鸡脚先氽烫后备用，老姜去皮后备用。红萝卜去皮切块。

② 将老姜去皮拍扁后放入冷水汤锅中煮沸，再加入氽烫后的鸡骨架与鸡脚。

③ 起锅前10～20分钟将蔬菜放入锅内（依蔬菜种类不同而有不同的烹调时间），以中小火煮1小时。

④ 熄火后捞出鸡脚、老姜，蔬菜不需要捞出，跟汤一起食用。

Chapter 5

你一定要知道的原则：
吃得饱又瘦得了的方法

Principles you must know:
eat to lose weight

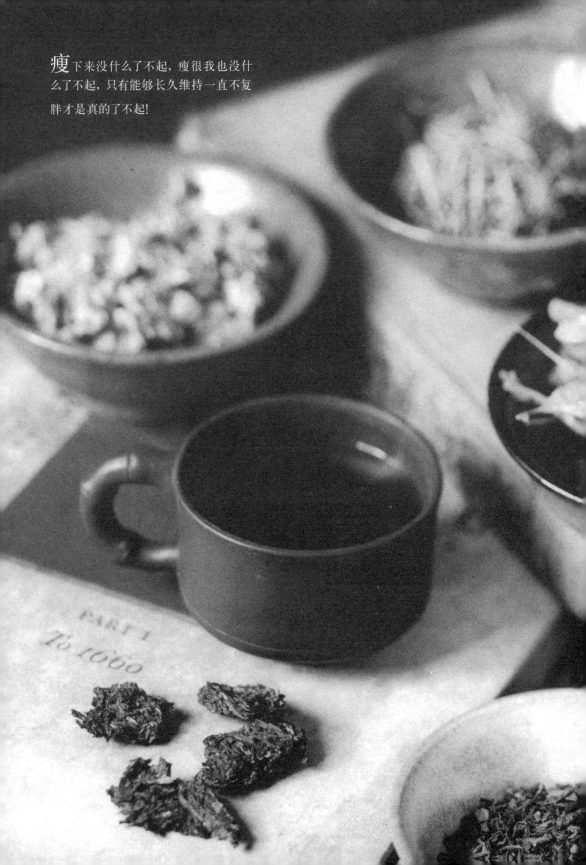

瘦下来没什么了不起，瘦很我也没什么了不起，只有能够长久维持一直不复胖才是真的了不起！

一般人想要变瘦直觉上就是得要挨饿，光是我身边的朋友跟我提过的就不晓得有多少挨饿的减肥方法，像是什么过午不食、不吃淀粉，或者是只吃苹果餐、代餐、辣椒餐等等，无奇不有，千奇百怪。

更不乏一辈子致力于减肥的朋友，这类型的人很容易在短时间内瘦下来，但一段时间不见，可能又复胖了；复胖之后，又变本加厉地挨饿减肥，然后又快速瘦下来，又再快速复胖。

这种"溜溜球效应"是所有减肥者的梦魇，用挨饿来换取瘦身的结果，不但复胖率非常高，而且长期下来，有可能要付出内脏因营养素不足而慢性衰弱的代价。听起来有些危言耸听，但很不幸，这是事实。

所以我常开玩笑说一句话："瘦下来没什么了不起，瘦很多也没什么了不起，只有能够长久维持一直不复胖才是真的了不起！"

Part 1
了解自己肥胖的
罪魁祸首

1. 了解自己的情绪，是远离肥胖的首要条件

想要瘦到让自己满意的身形，而又维持不复胖其实并不困难，最重要的是要把自己对于吃这件事情以及对食物的心态调整好。

从许多来找我咨询的朋友身上，我察觉到如果平常容易有焦虑、不安、不满足于现状、对自己的生活出现无法掌控的事情而恐慌等情绪的人，往往容易出现暴食的状况。一旦暴食，除非是身体吸收有问题，不然谁能不胖。

另外一种人是面对压力时容易用吃来转移注意力，你可以观察一下办公室里的同事以及你自己，许多上班族会不自觉地一直吃零食，或者下班回到家后就开始猛吃，这就是一种用吃来发泄压力的情形，最可怕的是许多人是在不自觉的状况下而习惯性地这么做。

如果你是属于这类型的人，不管用什么方法减肥，最终得到的还是令你失望的复胖；而复胖会让你的情绪更加沮丧因而再去寻求另一种方式尝试减肥，如果你的人生为了减肥而在这样的痛苦中循环，那等于没死就已经活在地狱里了。

要从减肥地狱中爬出来，我们要先开始认真处理自己的情绪。首先要能够认识自己最容易陷在哪一些负面情绪里，你要时常能够清醒地察觉自己目前的情绪是很平和，还是淡淡的低潮沮丧。目前工作上是不是有某些压力让你觉得焦虑不安？或者最近恋情不顺让你心慌意乱？你真的清楚自己目前的情绪是处于哪一种状态中吗？许多人逃避面对情绪，或者大而化之地说："反正工作就是会有压力呀，没什么大不了的。"这两种方式其实都一样属于骗自己的消极行为。

我们要先学会不要害怕面对问题，可以慢慢地理清楚，鼓起勇气面对困扰我们的问题，唯有这样才有可能找出解决的方法。不论是家庭、工作、感情的问题，都需要透过自我整理，弄清楚问题的症结点，才有可能化解困扰自己的情绪。如果自己实在理不出头绪，至少也应该鼓起勇气寻求专业的帮助。

2. 你吃对了吗？吃不对就很难脱离肥胖

光靠吃，是无法解决任何问题的，问题绝不会随着你狂吃一顿而消失，反而在暴食之后容易因为罪恶感而陷入更深的沮丧！

另外还有一个逃离减肥地狱需要注意的问题：通常会引起我目前身体某些不舒服或者肥胖的状况，绝大部分可能跟我长期喜欢吃的食物有关，我真的了解我喜欢吃的食物对身体造成的影响吗？

身体的运作其实有一定的规则可循，一个人活在世界上离不开的就是吃和睡。日常生活中可以吃得到的食物，我们可以用营养素来分类，蛋白质、脂肪、维生素、矿物质、淀粉（碳水化合物）、水六大类。

六大营养素对内脏的运作来说，缺一不可，所以单纯只吃某种特定食物的减肥法，或者特定不吃某些营养素的减肥法，也许可以在短期内看到效果，但长期来说，会影响内脏运作的功能，终究还是以付出身体健康作为代价。

Part 2
吃得饱又瘦得了的
执行法则

不要以为避吃对身体不好的食物就够了，更重要的是掌握良好且正确的用餐习惯，彻底执行以下几点，可让你瘦得美美的哟！

1.绝对不要情绪化地暴饮暴食

只要察觉自己明明不饿，却还一直猛吃，就该停止这种不理智的行为。内在的空虚，用吃是绝对填补不了的。当你感到焦躁不安或者因为空虚而想要拿起食物放进嘴里时，记得提醒自己："我没有那么空虚和软弱，我不需要靠食物来填补自己。"一定要懂得控制这种情绪化而伤害自己的行为。

2. 甜食并不能让你转移压力

当你吃甜食或者巧克力的时候，你可能会暂时遗忘你的压力和问题，但吃完之后呢？压力和问题仍然存在，当你意识到困扰你的情绪依旧在，你能怎么办？再度拿起甜食或巧克力吗？答案很明显应该是否定的，所以一定要认清这一点，不要让自己循环在一个没有建设性的逃避迷宫之中。

3. 把握用餐原则，餐餐六大营养素齐全

简单来说，就是有肉，有菜，有淀粉。当六大营养素（蛋白质、脂肪、维生素、矿物质、淀粉、水）完整的时候，身体的正常细胞会把吃进的食物当成身体机能运作所需的燃料，而当营养素不完整的时候，正常细胞无法完全使用时，肥胖细胞就会将无法使用的养分储存起来，那就会变成脂肪。

● 用餐原则❶：早餐一定要认真吃

不要妄想用咖啡来打发早餐，或者喝杯牛奶，就草草了事。流质的东西无法在胃里面停留足够的时间让胃壁分解吸收养分，而没有被完全分解的养分到了肠子反而容易滋养腐败菌。所以建议早餐还是要注意能够摄取到六大营养素。

但千万不要忘记我前面所说的，蛋白质一定要是优质蛋白质，而且要注意避开与你的体质不适合的食物种类哟！吃水果最好的时间点，就是在早餐之后，因为水果里有丰富的水果酶可帮助食物分解，让我们早餐的吸收及利用率达到最高。如果有可能的话，早餐来碗鸡汤，烫几片火锅肉片加在鸡汤里，吃上一点淀粉，最后再加个两种水果，那就是完美一天的开始了！

● 用餐原则❷：晚餐时间不要拖太晚，最晚不要超过7点半

太阳下山后，人体的新陈代谢运作就会开始趋于缓慢，这个时候我们吃进来属于寒性且水分较多的水果和叶菜，很容易增加身体负担，也容易让水分在体内蓄积，长期下来就可能会变成水肿体质。

太晚吃进来的蛋白质，也有可能反而被肥胖细胞吸收而变成脂肪堆积的凶手。所以针对晚餐，我的建议通常会让第一次听见的人吓掉他们的下巴，我的建议就是："7点半以后不吃蛋白质和蔬菜水果，只吃淀粉。"

因为淀粉含有身体所需的热量，以正常情况来说超过7点半，离我们要上床睡觉的时间已经不会太远，这个时候摄取一些淀粉，让身体有足够的热量转换成能量，来维持我们运作所需就可以了，吃得太丰盛，反而对内脏造成过多负担，也容易形成肥胖。

● 用餐原则❸：吃任何食物都要细嚼慢咽

每一口食物至少要嚼30下以上，营养素才容易吸收，身体的运作机能也就会比较旺盛，相对地也比较容易提高新陈代谢率。

而吃太快，则很容易就吃进过量的食物，对身体来说负担又大，又是肥胖的帮凶，再说狼吞虎咽也不雅。爱漂亮的各位，试着坐在镜子前面吃一顿饭吧，你的吃相自己真的看得下去吗？

掌握以上这些大原则，其实你每天都可以吃得满足，一点也不需要挨饿。

● 邱老师的心灵瘦身课程

★ 如果你的人生为了减肥而活在痛苦的循环中，那等于没死就已经活在地狱里了。

★ 问题绝不会随着你狂吃一顿而消失，反而在暴食之后容易因为罪恶感而陷入更深的沮丧！

★ 当你感到焦躁不安或者因为空虚而想要拿起食物放进嘴里时，记得提醒自己："我没有那么空虚和软弱，我不需要靠食物来填补自己。"

★ 任何食物都要细嚼慢咽。

★ 许多长期减肥的人，对吃有莫名的罪恶感，很容易囫囵吞枣大口快吃，记住你现在吃的食物不是你偷来抢来的，所以请细细品尝每一口食物的美味，感谢它滋养你的身体，让你得到健康，瘦得自在。

持续学习，分享所得

　　学习是一件永无止境的事情，当你学了一样东西，到能够纯熟运用它的时候，就会开始感到不够，因此我不断地学习各种可能性。在这整个学习过程里，我同时学习到一个对我生命来说非常重要的观念："永远不要局限在你所学的、所熟悉的这个层面。"因为如果我们学到某些东西而有心得了，就很自满地用已经懂得的东西来解释所有的事情，终究会导致坐井观天、自以为是的结果，所以这个学习的过程当中，我体会到要用更宽广的心，来接受我不懂的、不同的理论。

　　这个世界上没有绝对与完美，也没有什么疗法能够治疗全部疾病。或许有一天我的观念会受到怀疑和攻击，这可能是因为攻击的人不完全懂我的学习与实践，只是以他所学、所会来诠释我的方法；但也可能我真的有不足的地方，毕竟，从同仁堂开始的游学历程，都是在不断接受、理解、学习并融会贯通的过程中获得，这也是我愿意出书分享心得的动力，希望能有更多的人，能够透过"择食"的法则，获取健康之钥，让身心灵同时走上平静与喜乐之路。

容易上肝火的食物

辛香料	麻辣、香油及食品添加剂、沙茶、咖喱、红葱头、红葱酥、麻油、姜母鸭、麻油鸡、羊肉炉、药炖排骨等
烹调方式	高温油炸、高温烧烤、炭烤、高温烘焙、高温快炒爆炒
坚果种子类	芝麻、花生、杏仁、核桃、开心果、南瓜子、葵花子、蚕豆、腰果、松子、夏威夷果仁、米浆（含花生）等
水果类	荔枝、龙眼、榴莲、樱桃等
饮料类	咖啡、市售黑糖姜母茶

容易上肠火的食物

蛋类制品	鸡蛋、鹌鹑蛋、鸭蛋、皮蛋、咸蛋、铁蛋、蛋糕、蛋卷、蛋饼、泡芙、布丁、茶碗蒸、美乃滋、铜锣烧、牛轧糖、蛋黄酥、蛋蜜汁、凤梨酥、含蛋的饼干面包等西点
蒜头	包括蒜苗
韭菜	包括韭黄
虾子	包括虾米

容易造成体质偏寒的寒性食物

寒性食物	大白菜、小白菜、大黄瓜、小黄瓜、苦瓜、丝瓜、瓢瓜、冬瓜、芥菜（包括雪里红）、白萝卜等寒性食物
生食、冰品类	生菜色拉、生鱼片亦属之

容易造成胀气的食物

豆类及豆制品	包括黄豆制品如豆干、豆皮、豆腐、豆花、豆浆、黄豆芽、兰花干、素鸡、素肉、味噌、毛豆、纳豆、素火腿、黑豆、黑豆浆、豆豉等以及黄豆蛋白制品
糯米类	麻糬、粽子、油饭、米糕、汤圆、饭团、紫米、糯米肠、猪血糕、草子粿、红龟粿等
竹笋	包括笋丝、笋干等
奶制品	调味乳、酸奶相关产品、奶酪、冰淇淋、炼乳、高蛋白牛奶制品、乳清蛋白等
五谷杂粮类	小麦、大麦、燕麦、荞麦、黑麦、小麦胚芽、全麦面粉制品、糙米、胚芽米等

容易刺激神经的食物

食材	鲑鱼、黄豆制品、糯米制品、竹笋（包括笋丝、笋干）、巧克力等
水果类	菠萝、芒果、龙眼、荔枝、水蜜桃、哈密瓜、香瓜等
蔬菜类	大白菜、小白菜、大黄瓜、小黄瓜、苦瓜、丝瓜、瓢瓜、冬瓜、芥菜、雪里红、白萝卜等
甜食	巧克力等
含咖啡因类的饮料	咖啡、浓茶、可乐、瓜拿纳茶等